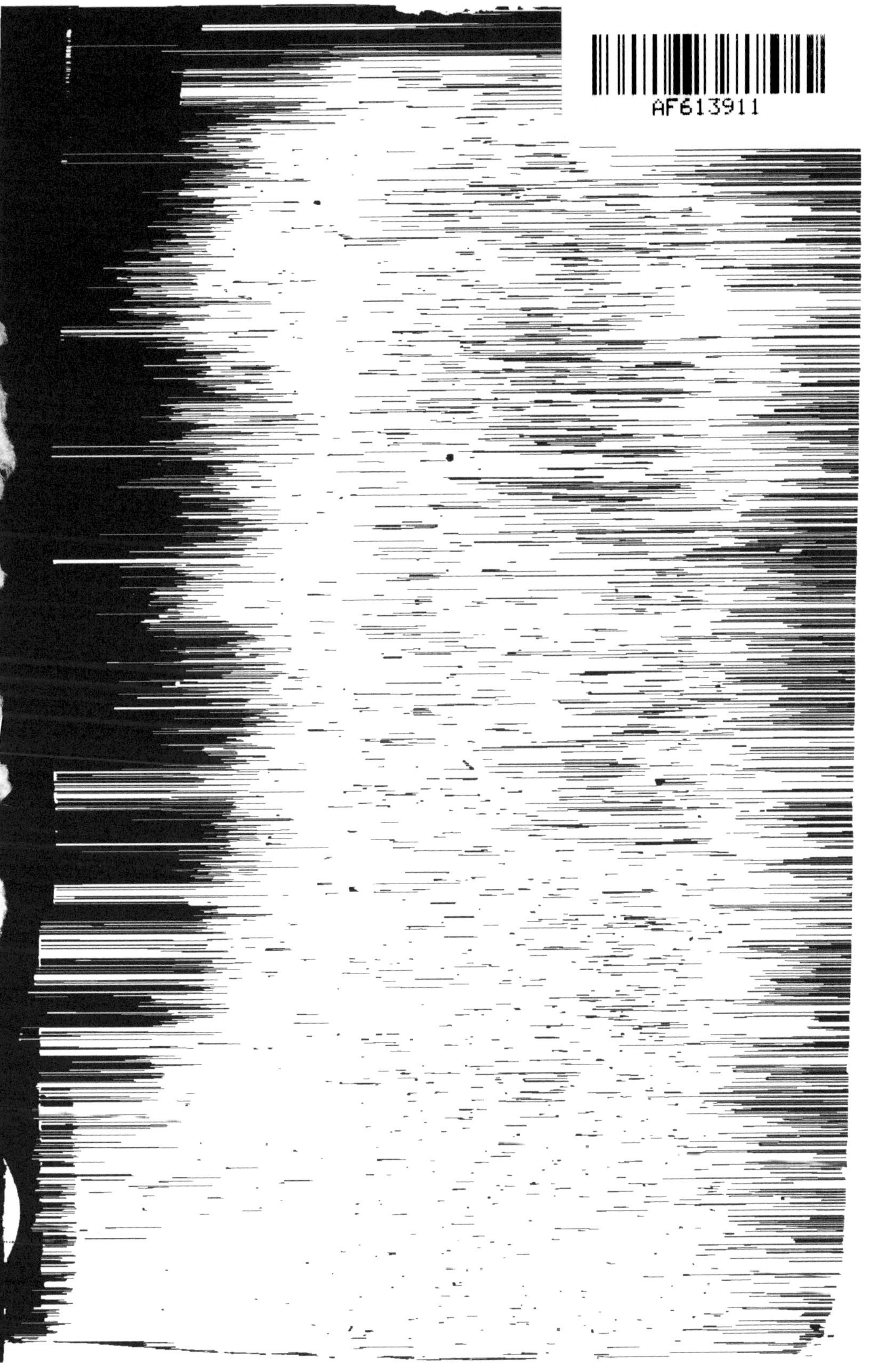

ÉLÉMENTS
D'ANATOMIE
DE PHYSIOLOGIE ET D'HYGIÈNE

CHATEAUROUX. — TYPOGRAPHIE ET STÉRÉOTYPIE A. MAJESTÉ.

ÉLÉMENTS
D'ANATOMIE
DE PHYSIOLOGIE & D'HYGIÈNE

SUIVIS

DE L'ART DE DONNER LES PREMIERS SECOURS DANS LES ACCIDENTS, EMPOISONNEMENTS

PAR

Le Dr Antony PUISTIENNE

Ancien élève de l'École normale primaire d'Alençon,
professeur de l'Enseignement secondaire spécial

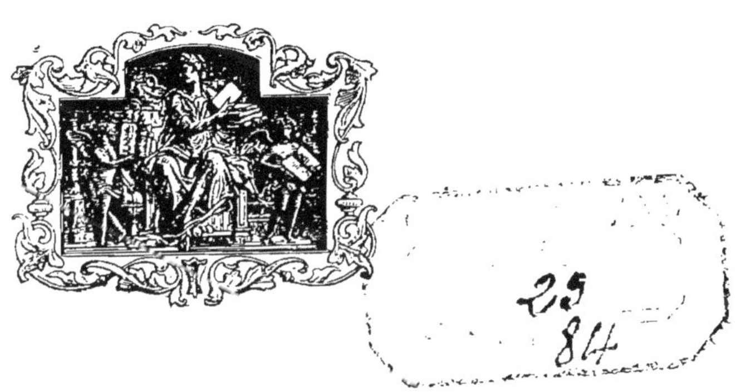

PARIS
LIBRAIRIE CH. DELAGRAVE
15, RUE SOUFFLOT, 15

1884

AVANT-PROPOS

Je n'ai pas craint d'augmenter le nombre si prodigieux déjà des ouvrages destinés à l'enseignement. Était-ce bien utile ?

Je le crois et voici pourquoi. Soit comme ancien élève d'école normale primaire, soit, plus tard, comme professeur de l'enseignement secondaire spécial, j'ai souvent regretté de n'avoir point à ma disposition un ouvrage traitant des éléments de l'anatomie, de la physiologie et de l'hygiène d'une façon claire, intéressante et bien appropriée aux exigences de mon cours. Depuis, d'anciens condisciples m'ont avoué leur embarras au même sujet, surtout depuis l'application des nouveaux programmes. Ils sont, dès lors, obligés de prendre leur bien partout où ils le trouvent, pour bâtir à la hâte un cours qu'ils trouvent eux-mêmes défectueux. Sans doute, il existe bien des traités sur ces sujets ; mais les uns sont d'une concision et d'une sécheresse qui les privent de toute clarté, de tout intérêt ; les autres sont diffus, ennuyeux, *inassimilables* enfin, ou ne cadrent aucunement avec les programmes. Voilà les raisons qui m'ont décidé à vous offrir ce petit traité, où j'ai tâché d'éviter tous ces écueils.

Mais il ne suffit pas, pour valoir quelque chose, qu'un ouvrage soit conforme aux programmes ; il faut encore, il faut surtout qu'il soit méthodique, d'une lecture facile et attachante et élagué de ce fatras de termes scientifiques qui ennuient le lecteur et le rebutent.

La première partie de cet ouvrage est consacrée à l'anatomie et à la physiologie ; il m'a toujours semblé que, dans une étude de ce genre, il est mauvais d'enseigner séparément ces deux sciences. Le lecteur ne se fait une idée nette et bien arrêtée d'un organe, d'un appareil tout entier, qu'autant qu'il en voit ou qu'il en connaît, en même temps, la fonction. C'est pourquoi j'ai traité simultanément l'anatomie et la physiologie : après chaque appareil, sa fonction.

Dans la seconde partie, je traite de l'hygiène. Donnant très sommairement d'abord quelques notions très simples d'hygiène générale ou matière de l'hygiène, indispensables pour faire connaître et apprécier le rôle de l'hygiène, je trace ensuite à grands traits l'hygiène individuelle : âges, alimentation, tempéraments, hérédité, etc. Dans l'hygiène publique très succincte, je m'occupe particulièrement de l'hygiène scolaire, etc., etc. Enfin, je donne dans tout le cours de l'ouvrage et particulièrement à la fin, quelques petites notions médicales bien simples, soigneusement choisies, qu'il faut que tout un chacun connaisse ; et nous n'entendrons plus, dans les mille circonstances de la vie où nous nous trouvons en face d'un accident, d'un malheur, etc., cette exclamation désespérante : « Ah ! si je » savais ! si je pouvais ! » alors que le moindre secours entendu ferait bien mieux l'affaire.

Dr A. Puistienne.

ÉLÉMENTS

D'ANATOMIE ET DE PHYSIOLOGIE

DU CORPS HUMAIN

L'anatomie est une science qui a pour objet la connaissance de la structure des corps organisés ou vivants (animaux et végétaux).

La physiologie, elle, a pour but l'observation et la connaissance des actes, des fonctions de ces corps organisés : elle consiste, par conséquent, dans l'étude des manifestations de la vie.

Dans cet ouvrage très élémentaire, nous nous occuperons surtout de l'anatomie et de la physiologie du corps humain.

Description du corps humain. — Par sa conformation, l'homme est un animal vertébré de la classe des mammifères ; il se tient debout, sur la plante des pieds ; il est bipède enfin, et cette attitude, par les avantages qu'elle procure à l'espèce humaine, suffirait seule à lui assurer la supériorité parmi les êtres vivants.

Pour l'intelligence et la facilité de la description, nous imaginerons que le corps humain, dans l'attitude verticale, la face tournée vers vous ; la paume des mains en avant, est divisé en deux parties par un plan médian, s'étendant verticalement du sommet de la tête en passant par la ligne du nez et le nombril, pour tomber entre les plantes des pieds. Ces deux moitiés du corps sont symétriques et extérieurement identiques ; mais remarquons bien, en passant, que les organes qui se trouvent dans ce plan médian sont uniques et qu'en général les organes situés à gauche et à droite sont doubles.

L'examen le plus élémentaire du corps humain permet à chacun de nous de reconnaître sur le champ qu'il se compose de parties dures, ce sont les os et de parties molles, de couleurs différentes, ce sont les muscles, les nerfs, la graisse, la peau, etc.

En anatomie, on donne à ces différentes parties du corps le nom de *tissus ;* tissus osseux, musculaire, nerveux, graisseux, etc. Étudions brièvement chacun de ces tissus.

Des os ou tissu osseux. — L'ensemble des os, articulés entre eux, constitue le **squelette,** lequel est comme le soutien, le point d'appui des autres tissus, la charpente du corps, enfin. Il comprend trois régions, la *tête*, le *tronc* et *les membres.*

Tête. — Extrémité supérieure du squelette, la tête comprend deux parties, le **crâne** et la **face.**

Crâne. — Le crâne est une sorte de boîte ou cavité osseuse qui loge l'encéphale. Il a la forme d'une moitié d'œuf dont la petite extrémité serait située en avant vers le front, la grosse en arrière, et dont le grand diamètre horizontal est dirigé d'avant en arrière. Cette cavité crânienne est formée par un ensemble d'os plats, solidement articulés entre eux et dont les deux faces sont extérieurement plus ou moins convexes ou bombées, intérieurement plus ou moins concaves. Ainsi réunis par leurs bords dentelés, les os crâniens forment à l'encéphale une enveloppe très dure et très résistante. Ces os sont : en avant, le *frontal* et *l'ethmoïde ;* en arrière, *l'occi-*

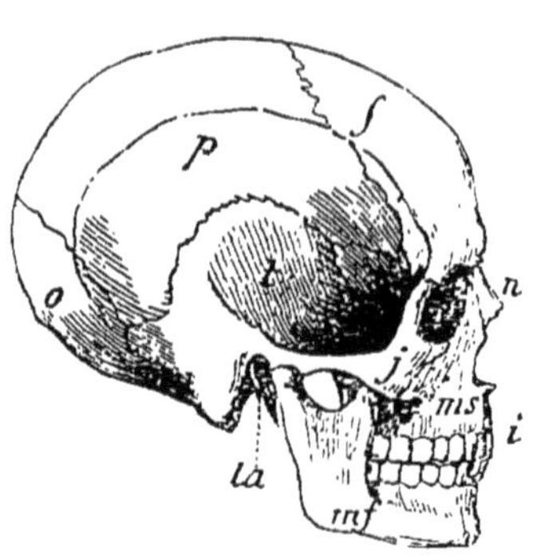

Fig. 1. — *f*, frontal. — *p*. pariétal. — *o*. occipital. — *t*, temporal. — *n*, os nasaux. — *s*. cils ou sphénoïde. — *m. s*, maxillaire supérieur. — *mf*, maxillaire inférieur. — *j*. os malaire. — *ta*, trou auditif et en arrière l'apophyse mastoïde.

pital ; sur les côtés, les *deux temporaux ;* en haut, les *deux pariétaux ;* à la base du crâne, ou face inférieure, le *sphénoïde,* os très irrégulier sur le pourtour duquel viennent s'articuler l'occipital, les temporaux, etc.

La partie supérieure du crâne, **sommet** ou **vertex,** est formée, comme nous l'avons dit, par la réunion des deux pariétaux qui s'articulent sur la ligne médiane ; aux extrémités antérieure et postérieure de cette suture articulaire, ou en avant et en arrière du crâne, on rencontre, chez le nouveau-né deux petites surfaces molles, dépressibles, sous lesquelles manquent les os crâniens, car à cet âge ceux-ci n'ont pas encore acquis leur complet développement ; ce sont les deux **fontanelles,** antérieure et postérieure. Les piqûres, compressions des fontanelles sont particulièrement à redouter à cause du voisinage du cerveau qu'elles recouvrent immédiatement.

Face. — La face, partie antérieure de la tête, s'adapte, pour compléter celle-ci, sur la partie antéro-inférieure du crâne.

Les os qui appartiennent exclusivement à la face et en forment la charpente sont : le *maxillaire inférieur*, les deux *maxillaires supérieurs*, le *vomer*, les deux *os propres du nez*, les deux *unguis*, les deux *os palatins*, les deux *malaires*, enfin les deux *cornets inférieurs* des fosses nasales.

Le maxillaire inférieur, ou os de la mâchoire, est mobile, unique, c'est-à-dire impair, en forme de fer à cheval à concavité tournée en arrière.

Les maxillaires supérieurs, pairs et immobiles, forment la partie moyenne des joues. Ce sont les maxillaires supérieurs et inférieur ou os des mâchoires sur lesquels sont implantées les dents.

Les os malaires ou des joues sont pairs ; ils forment les pommettes, parties saillantes et souvent colorées des joues.

Les os propres du nez sont pairs, petits ; ils forment la racine du nez, au-dessous des extrémités internes des sourcils.

Les os palatins pairs, et les os unguis, doubles également,

sont tous quatre de petites lamelles osseuses qui concourent à former les fosses nasales et aussi les deux cavités orbitaires, excavations profondes servant à loger et à protéger les yeux.

Le vomer, os lamelleux, médian et, par conséquent, impair ; il forme, avec des cartilages, la cloison qui, intérieurement, sépare les deux fosses nasales.

Enfin les cornets inférieurs, pairs, situés sur les parois externes des cavités des fosses nasales.

Cela fait un total de *huit* os pour la *cavité crânienne* et de *quatorze* pour la *face* ; soit *vingt-deux* pour la *tête*.

Tronc. — La partie osseuse du tronc se compose : 1° de pièces osseuses de forme triangulaire et au nombre de trente-deux, comme les dents de seconde dentition, et nommées *vertèbres*. Les vertèbres sont placées les unes au-dessous des autres, de façon à former une longue colonne, étendue de la base de la tête à l'extrémité inférieure du tronc, c'est la *colonne vertébrale*. Chaque vertèbre présente à sa surface trois saillies osseuses plus ou moins développées et nommées *apophyses ;* elle est percée d'un trou central, nommé *trou vertébral ;* dans la série des vertèbres superposées, l'ensemble de ces trous vertébraux forme le *canal vertébral* qui loge la moelle épinière. Les vertèbres sont ainsi distribuées : sept pour le cou, *vertèbres cervicales ;* douze pour le dos, *vertèbres dorsales ;* cinq pour la région lombaire, *vertèbres lombaires ;* le reste forme le *sacrum* et le *coccyx* qui constituent ensemble la partie inférieure ou terminale de la colonne vertébrale. 2° Des *côtes*, au nombre de vingt-quatre, douze de chaque côté. Ce sont des os longs, minces et arqués,

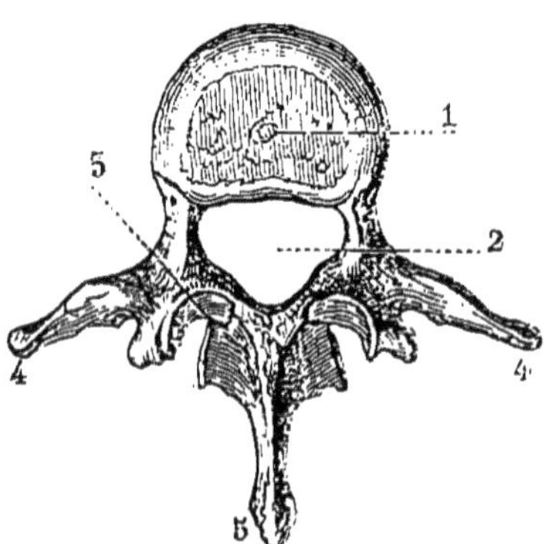

Fig. 2. — Vertèbre lombaire. — 1, corps. — 2, trou vertébral — 3, 3, apophyses articulaires. — 4, 4, apophyses transverses. — 5, apophyse épineuse.

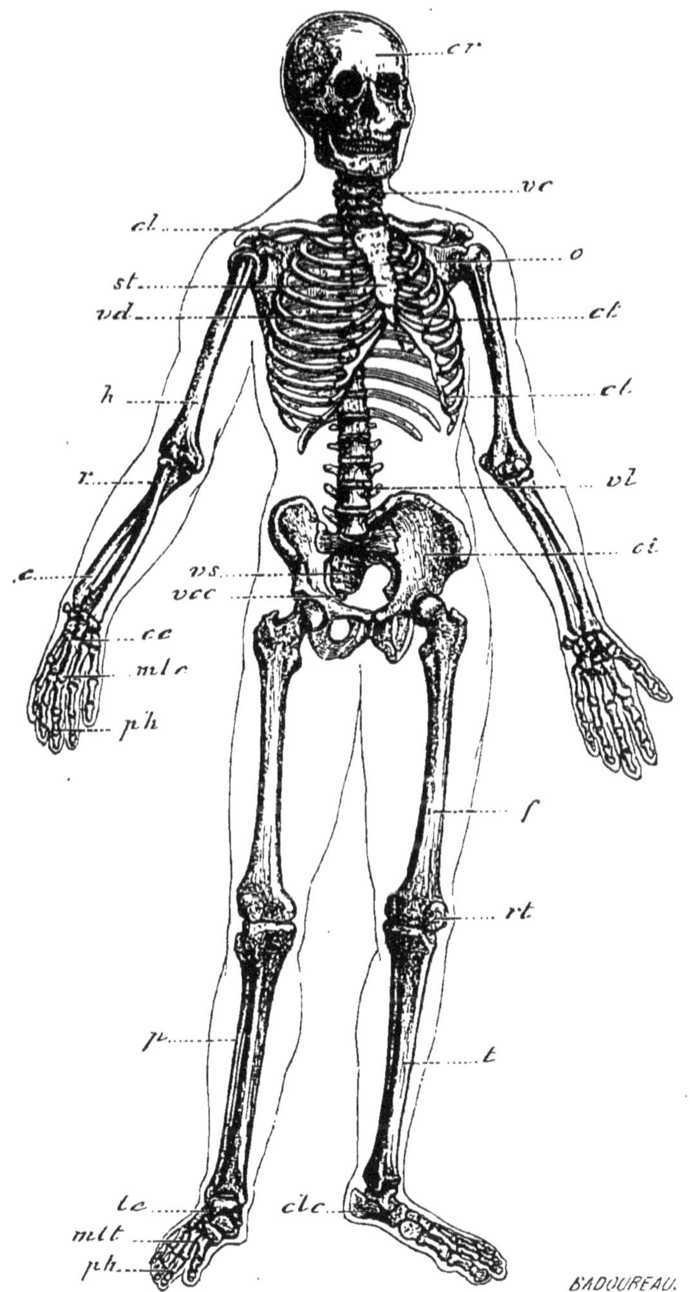

Fig. 3. — Squelette humain. — *cr*, crâne. — *vc*, vertèbres cervicales. — *vd*, vertèbres dorsales. — *vl*, vertèbres lombaires. — *vs*, sacrum. — *vcc*, coccyx. — *st*, sternum. — *ct*, cotes. — *cl*, clavicule. — *o*, omoplate. — *h*, humérus. — *r*, radius. — *c*, cubitus. — *cc*, carpe. — *mtc*, métacarpe. — *ph*, phalanges. — *oi*, os iliaque. — *f*, fémur. — *rt*, rotule. — *t*, tibia. — *p*, péroné. — *tc*, tarse. — *mtt*, métatarse. — *ph*, phalanges.

s'articulant, en arrière, sur les côtés des vertèbres dorsales et, en avant, pour les sept premières ou supérieures, avec le sternum; les cinq dernières, moins longues, nommées *fausses côtes,* ont leur extrémité antérieure prolongée par des cartilages qui se réunissent pour clore la ceinture thoracique. 3° du *sternum*, os médian, impair, plat et assez épais : il a la forme du glaive antique, dont l'extrémité supérieure ou poignée, manubrium, est sentie au-dessous du cou en une dépression qu'on nomme *fourchette sternale*, et l'extrémité inférieure, pointue, au creux de l'estomac ou creux épigastrique.

Les vertèbres dorsales, les côtes et le sternum forment, par leur ensemble, une sorte de vaste cavité qui rappelle un peu la disposition d'un tronc de cône aplati dans le sens antéro-postérieur. Sa base repose sur l'abdomen, le sommet se terminant à la naissance du cou. Cette cavité, recouverte des parties molles que nous verrons plus tard, se nomme **thorax** ou vulgairement *poitrine;* elle renferme les poumons, le cœur, etc. 4° des **os du bassin**. La partie inférieure du tronc présente deux os plats, larges et épais, ce sont les **os iliaques** qui, articulés solidement en arrière avec le sacrum et en avant, entre eux, sur la ligne médiane, forment une cavité en cône largement ouverte en haut vers l'abdomen avec lequel elle se confond en se rétrécissant de plus en plus en bas. Cette cavité osseuse nommée **bassin** offre un bord supérieur osseux, bien entendu, épais et rugueux, nommé **crête iliaque** et donnant insertion de chaque côté à plusieurs muscles. Cette crête iliaque présente en avant, de chaque côté, deux saillies qu'on nomme les **épines iliaques** antérieure et supérieure, et antérieure et inférieure. Le bassin contient l'extrémité inférieure du gros intestin, la vessie, de gros vaisseaux, etc.

Os des membres. — Les quatre membres sont ainsi distingués **membres supérieurs ou thoraciques, membres inférieurs ou abdominaux.** Les membres supérieurs sont composés chacun de quatre parties se succédant dans l'ordre suivant : **épaule, bras, avant-bras** et **main**.

L'épaule comprend deux os, l'un plat, de forme plus ou moins triangulaire, nommé **omoplate ;** il est situé dans la profondeur des parties molles de l'épaule; l'autre, long, plus ou moins arrondi, nommé **clavicule ;** il s'étend horizontalement de la *fourchette sternale* au sommet de l'épaule.

Le bras comprend un seul os, long, cylindrique et renflé à ses deux extrémités, c'est **l'humérus.**

L'avant-bras possède deux os longs, placés côte à côte, l'un triangulaire et interne, le **cubitus,** l'autre externe et cylindrique, le **radius.**

La main comprend les petits os du *poignet* ou *carpe,* au nombre de *huit,* courts, plus ou moins régulièrement prismatiques, disposés sur deux rangées superposées et articulés entre eux.

Les os du corps de la main, *métacarpe* ou *paume,* sont cylindriques, renflés à leurs extrémités et au nombre de *cinq :* ce sont les **os métacarpiens.**

Enfin, les os des doigts, au nombre de *trois* pour chacun d'eux, sont appelés de haut en bas **phalange, phalangine, phalangette.** Le pouce seul n'a pas de phalangette, l'index, le médius, l'annulaire et l'auriculaire possèdent ces trois petits os.

Les membres inférieurs sont composés chacun de trois parties : **cuisse, jambe** et **pied.** La cuisse comprend un seul os, le **fémur,** le plus long du corps, solide, renflé à ses extrémités, cylindrique dans sa partie moyenne.

La jambe, comme l'avant-bras, en possède deux : le **tibia,** fort, triangulaire et renflé à ses extrémités, et le **péroné,** triangulaire et grêle.

Le pied, comme la main, comprend les petits os du *cou-de-pied* ou *tarse,* au nombre de *sept,* disposés sur deux rangées et articulés entre eux, puis les os du corps du pied ou *métatarse ;* ils sont cylindriques, renflés à leurs extrémités et au nombre de *cinq ;* ce sont les **métatarsiens ;** enfin les os des orteils ou *phalanges,* au nombre de trois pour chaque orteil ; le gros orteil, comme le pouce, n'en a que deux.

Pour être complet, nous signalerons encore l'**os hyoïde**, recourbé et grêle, quoique assez long; il est situé dans la profondeur de la partie supérieure du cou au-dessus de ce qu'on nomme vulgairement la pomme d'Adam.

Les quatre osselets de l'ouïe, **marteau, enclume, os lenticulaire** et **étrier**, dans l'oreille moyenne ; enfin la **rotule**, os plat et à peu près circulaire, placé au-devant du genou qu'elle arrondit et protège.

Les nombreux os du squelette humain, à cause de leurs formes très différentes, ont été groupés ainsi : *os plats*, ce sont ceux de la cavité crânienne, les os iliaques, les omoplates ; *os courts*, ce sont ceux du carpe, du tarse, les vertèbres, etc.; enfin les *os longs*, ce sont ceux des bras, des avant-bras, des cuisses, des jambes, etc.

Structure du tissu osseux. — Les os, non préparés ou si l'on veut, tels que nous les voyons sur le vivant, se composent de quatre parties : le **périoste, l'os proprement dit** ou substance dure que présente le squelette, la **moelle**, enfin les **vaisseaux** et les **nerfs**, parties secondaires du tissu osseux.

L'os proprement dit, nu, sec, est une substance dure et blanchâtre, compacte à la superficie, spongieuse ou réticulée intérieurement. Il possède un grand nombre de canaux et de cavités microscopiques occupés par de fines ramifications artérielles, veineuses et nerveuses.

Les os secs sont chimiquement composés: 1° d'une partie **calcaire** ou minérale, formée d'un mélange de phosphate et de carbonate de chaux, avec une très petite quantité de fluorure de calcium; 2° d'une partie organique nommée **ostéïne**, qui, vue au microscope, présente la disposition d'une trame ou d'un réseau à fines mailles qu'incruste la substance minérale.

Le périoste est une membrane grisâtre, composée de tissu fibreux (voir plus loin, tissu fibreux), de vaisseaux et de nerfs. Elle recouvre intimement l'os proprement dit dans toute son étendue ; elle y adhère solidement et lui fournit tous les éléments de l'entretien et du développement de l'os. Le périoste, c'est la *membrane nourricière* du tissu osseux.

La moelle est une substance molle, d'aspect jaune ou gris selon l'âge, logée dans les cavités d'étendue proportionnelle à l'âge, qu'on rencontre au centre des os longs, et dans les aréoles de la partie spongieuse de tout le tissu osseux. La moelle augmente avec l'âge et se substitue peu à peu au tissu spongieux qui, lui, diminue dans la même proportion. Il s'en suit que, chez les vieillards, les os longs des membres et surtout les fémurs ou os des cuisses, réduits à une sorte de coque osseuse formée de la substance compacte et remplie de moelle, sont devenus cassants, friables ; d'où la facilité, à la moindre chute, chez les vieillards, des fractures de ces os.

Développement et accroissement des os. — *Développement.* Les os courts et les os larges ou plats présentent des formes variées et très irrégulières ; les os longs, au contraire, offrent beaucoup moins de différence : tous sont composés d'une partie moyenne nommée **diaphyse,** rappelant, plus ou moins exactement, la forme d'un cylindre ou d'un prisme à base triangulaire et de deux parties terminales renflées qu'on nomme **épiphyses.**

Le tissu osseux ne se montre pas primitivement tel que nous le voyons et avec la composition que nous connaissons. Dans les premiers mois de la vie de l'enfant dans le sein de la mère, c'est-à-dire dans le cours de la vie fœtale, les os sont représentés par *autant de cartilages.* Puis, peu à peu, un point de chaque cartilage s'épaissit, s'incruste de fines granulations minérales, calcaires, qui forment ainsi un **point d'ossification.** Chaque point d'ossification va, dès lors, s'étendre peu à peu pour transformer le tissu cartilagineux primitif et temporaire en tissu osseux.

Dans les os courts et les larges, ce point osseux se montre toujours au centre pour s'étendre de là et dans toutes les directions vers la périphérie. Dans les os longs, il apparaît au centre de la partie moyenne ou diaphyse ; de là rayonnent et s'étendent des aiguilles de substance calcaire qui vont vers les extrémités ou épiphyses, lesquelles sont en somme des os courts surajoutés aux extrémités des longs; et, en effet, ces épiphyses ont, comme les os courts indépendants, leur point d'ossification central d'où rayonne, dans toutes les directions, l'apport des matières calcaires ossifiantes.

Ce travail de formation du tissu osseux, commencé dans les premiers mois de la vie du fœtus (on nomme ainsi l'enfant avant sa naissance) se continue après la naissance jusqu'à ce que le squelette ait acquis le développement de l'âge adulte pour se terminer alors par l'ossification des *cartilages épiphysaires.*

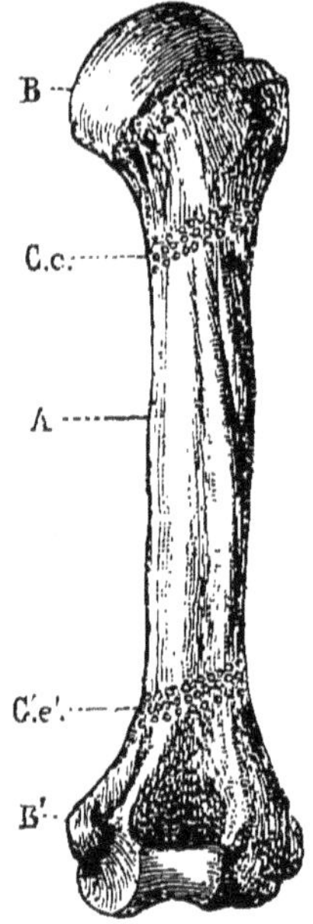

Fig. 4. — Un os long, l'humérus, pour montrer le développement en longueur. — *bb'* épiphyses, — *a.* diaphyse. — *cc c'c'* rondelles cartilagineuses ou cartilages épiphysaires.

Cartilages épiphysaires ou d'accroissement. — On nomme ainsi une rondelle ou couche de tissu cartilagineux interposée, sur les os longs, entre la diaphyse et l'épiphyse, ou recouvrant le contour des os courts et des larges.

L'accroissement des os se fait en *longueur* et en *épaisseur.*

Accroissement en longueur. — Il consiste dans le phénomène si important du développement de la *taille* ou *stature.*

Nous avons dit que le travail d'infiltration osseuse ou calcaire envahit tout doucement les cartilages temporaires; or ce dernier semble fuir devant cet envahissement progressif de la matière minérale, car, à mesure que son centre est transformé, le cartilage se développe rapidement sur ses limites, c'est-à-dire que là les cellules cartilagineuses s'agrandissent, se multiplient par la génération de nouvelles cellules à mesure que leurs aînées s'ossifient. Donc, dans chaque os long, c'est à ses extrémités, entre sa diaphyse et ses épiphyses. qu'est ce cartilage qui pousse de nouvelles générations de cellules à mesure que l'ossification progresse. Ainsi les os longs allongent par leurs extrémités et les os courts et les plats augmentent en surface par leur périphérie.

A l'âge adulte, les cartilages d'accroissement cessent de se développer ; aussi sont-ils bientôt complètement envahis par l'ossification ; dès lors, la crue est terminée et la taille est fixe.

Il est des maladies comme l'inflammation des régions épiphysaires, le crétinisme, le rachitisme qui apportent une perturbation profonde dans ce phénomène d'accroissement et provoquent une ossification hâtive ou prématurée des cartilages épiphysaires et, par conséquent, arrêtent définitivement la crue.

Accroissement en épaisseur. — L'ossification progressive des cartilages épiphysaires a formé toute la partie spongieuse des os ; leur partie superficielle, compacte, est l'œuvre du périoste, enveloppe fibro-vasculaire qui recouvre tous les os. A la face interne de cette membrane se forme constamment une couche d'un liquide nommé **blastème sous-périostique**, qui s'infiltre de sels calcaires pour former une mince couche de tissu osseux compact, puis une autre couche avec une autre formation de blastème et ainsi de suite jusqu'à accroissement complet.

En résumé, les *cartilages épiphysaires sont les agents de l'accroissement en longueur* et le *périoste, celui de l'accroissement en épaisseur.*

Physiologie ou rôle du squelette. — Le squelette représente, chez l'homme et tous les autres vertébrés, la base de l'organisation animale ; ses nombreuses pièces sont distinctes mais articulées pour la possibilité, la facilité et la variété des mouvements. A la surface des os et surtout vers leurs extrémités, se trouvent des rugosités, des saillies sur lesquelles s'attachent les ligaments des jointures et les extrémités des muscles. Les os forment en outre un abri protecteur aux gros troncs nerveux et vasculaires, à des viscères tels que la vessie et les intestins contenus dans le bassin, le cœur et les poumons, logés dans la cavité thoracique, les centre nerveux (cerveau, cervelet, moelle épinière, etc) abrités dans la cavité crânienne ; enfin ils protègent la plupart des organes des sens.

PETITES NOTIONS MÉDICALES.

L'inflammation est une affection des tissus ou des organes caractérisée, en général, par le **gonflement**, la **rougeur**, la **chaleur**, et la **douleur** de la partie malade. L'inflammation est **aiguë** quand elle se produit rapidement, **chronique** quand elle survient lentement.

On nomme **ostéïte**, l'inflammation aiguë ou chronique des os, **carie**, une inflammation chronique avec tendance destructive de l'os, qui se ramollit et s'en va en pus ; **nécrose**, la mortification d'un os ou d'un fragment d'os ; la nécrose se voit souvent dans les fractures des os, par armes à feu.

La **fracture** d'un os consiste dans le bris de cet os ; les fractures affectent surtout les os des membres, par la raison qu'ils sont plus exposés aux causes qui les produisent.

Le **rachitisme** est une grave maladie du tissu osseux, particulière à l'enfance. Dans le rachitisme, les os malades se gonflent, se ramollissent, se déforment ; il frappe surtout la colonne vertébrale, les os du bassin et des membres inférieurs, et les déformations du squelette sont définitives ; la crue est arrêtée par l'ossification prématurée des cartilages épiphysaires.

On dit vulgairement des enfants atteints de cette maladie qu'ils sont **noués**, tels sont les nains aux membres contournés que nous voyons tous.

DES CARTILAGES OU TISSU CARTILAGINEUX

Au niveau des surfaces par lesquelles les extrémités des os se joignent, on rencontre une substance d'un blanc bleuâtre, disposée en lamelles ou couches très adhérentes à la partie sous-jacente des extrémités osseuses ; elle est élastique et résistante, c'est le *tissu cartilagineux* ou les *cartilages*. Il forme là des revêtements lisses, grâce auxquels les surfaces osseuses contiguës glissent facilement et sans bruit les unes sur les autres, dans les mouvements des jointures.

Articulations. — On nomme articulation ou jointure la réunion de deux ou plusieurs os dont les deux surfaces contiguës sont susceptibles d'exécuter des déplacements, des mouvements, l'une par rapport à l'autre.

Une articulation se compose 1° de deux ou plusieurs extrémités osseuses contiguës ; 2° du cartilage qui les recouvre en y formant des surfaces unies et glissantes ; 3° des ligaments ou liens de tissu fibreux (voir plus loin, tissu fibreux) destinés « à unir les surfaces articulaires et à les maintenir dans leurs rapports mutuels (Sappey). » Ces ligaments de formes diverses : bandes, faisceaux arrondis, lamelles, etc., sont attachés très solidement aux extrémités osseuses articulaires ; enfin ils limitent et concourent à former la cavité des jointures en recouvrant plus ou moins les extrémités articulaires; 4° d'une membrane mince, séreuse (voir plus loin, tissu séreux) nommée **synoviale.** Elle recouvre la face profonde des ligaments, se réfléchit au niveau de leurs insertions osseuses pour se terminer enfin sur la limite des cartilages articulaires, après avoir formé, pour la jointure, une cavité fermée de toutes parts; 5° Enfin de la **synovie,** substance transparente, onctueuse que forme la membrane synoviale et destinée à graisser ou lubréfier les surfaces articulaires pour favoriser leurs mouvements.

Les articulations les plus importantes à connaître ou celles dont les mouvements sont les plus étendus sont : l'articulation *temporo-maxillaire* ou du maxillaire inférieur au temporal ; on la sent tout près de la partie antérieure de l'oreille, et c'est la seule jointure mobile de la face. L'*occipito-atloïdienne*, de la tête sur la première vertèbre cervicale ; la *scapulo-humérale* ou de l'épaule ; la *cubito-humérale* ou du coude ; la *radio-carpienne* ou du poignet à l'avant-bras ; la *coxo-fémorale* ou de la cuisse à la hanche ; la *tibio-fémorale* ou du genou ; la *tarso-tibiale* ou du cou-de-pied.

Il est des articulations très serrées dont les mouvements sont nuls! telles sont les jointures des os du crâne; on les nomme spécialement **sutures**. D'autres jointures ont des mouvements très peu étendus, comme les articulations des os du bassin entre eux; on les nomme **symphyses**; enfin il est des jointures aux mouvements étendus, on les nomme **diarthroses**.

Selon leur direction, les mouvements articulaires se divisent ainsi; **flexion**; il y a flexion d'une jointure, lorsque son segment inférieur tend à se rapprocher du segment supérieur; l'avant-bras se repliant sur le bras, la jambe vers la cuisse, l'extrémité des doigts touchant la paume de la main, etc.; **extension**; il y a extension lorsqu'on ramène l'avant-bras, la jambe et les doigts dans la direction de la cuisse, du bras et des mains.

Adduction. — Les mouvements d'adduction tendent à ramener les membres vers la ligne médiane du corps; il y a adduction de la cuisse quand on renverse le genou en dedans. **Abduction**. — Les mouvements d'abduction consistent à renverser les membres en dehors, à les éloigner du tronc. **Rotation**. — La rotation est un mouvement circulaire qui se produit, par exemple, dans l'articulation de la hanche et de l'épaule, lorsque nous tournons sur nous-mêmes ou que nous tournons le bras.

PETITES NOTIONS MÉDICALES

On nomme **arthrite**, l'inflammation d'une jointure; elle est due aux coups, chutes, froid, etc.; elle s'accompagne de gonflement et de douleur.

Le **rhumatisme** est une maladie qui frappe plus spécialement les articulations; il en est de même de la **goutte**.

On nomme **entorse**, l'état d'une articulation dont les ligaments ont été tiraillés ou même arrachés dans un mouvement violent, trop étendu ou faux de la jointure. L'entorse se produit le plus souvent au cou-de-pied, lorsque, dans la marche ou le saut, la plante du pied se renverse en dedans ou en dehors.

La **luxation** consiste dans le déplacement permanent et plus ou moins étendu des surfaces d'une jointure ; elle se produit, comme l'entorse, et elle amène la déchirure ou l'arrachement des ligaments. On la rencontre, le plus souvent au poignet, au coude, à l'épaule.

L'**anchylose** est une affection articulaire constituée par la suppression des mouvements ; c'est l'immobilité de l'articulation ; elle est la conséquence de beaucoup de maladies articulaires.

DES MUSCLES OU TISSU MUSCULAIRE

Les muscles sont des organes charnus, de couleur rouge et dont l'ensemble forme ce que l'on nomme vulgairement la *chair musculaire*. Ils sont très nombreux, et sur le corps humain on en compte environ cinq cents.

Distribués dans toute l'étendue du corps, ils offrent une grande variété de forme, de volume, de direction, selon les régions qu'ils occupent. D'une manière générale, ils sont plats, larges et minces sur la tête et le tronc, plus ou moins arrondis et longs dans le cou et les membres. Les muscles s'attachent sur les os par l'intermédiaire d'une substance blanche, d'aspect nacré et qu'on nomme **tendons**. Les tendons sont parfois très longs comme dans la jambe, le pied, l'avant-bras et la main, où on les voit, semblables à des cordes brillantes, glisser sous la peau par la contraction des muscles qu'ils terminent. En général, leur forme et leur disposition rappellent celles des muscles dont ils font partie ; c'est ainsi que les tendons des muscles larges comme ceux de l'abdomen, sont eux-mêmes larges, que les tendons des muscles arrondis sont cylindriques.

Les muscles ont pour propriété essentielle et caractéristique la **contractilité** ou propriété de se raccourcir sous l'influence d'un excitant comme la volonté, l'électricité, etc. La **contraction** d'un muscle consiste dans un raccourcissement avec gonflement de sa partie charnue et rapprochement de ses extrémités et aussi, par conséquent, des os sur lesquels il s'insère. La contraction musculaire est l'état d'un muscle en activité ; elle amène assez vite la fatigue du muscle et alors celui-ci se détend, se relâche; c'est le *repos musculaire*

Fonction des muscles. — Les muscles sont des organes de mouvements insérés sur les différents points de la surface du squelette, comme des leviers sur leurs points d'appui; ils déplacent, par leur contraction, les diverses parties du corps et produisent ainsi les mouvements.

Selon leur position ou la direction des mouvements qu'ils exécutent, les muscles des membres sont divisés comme les mouvements eux-mêmes en **fléchisseurs, extenseurs**, etc.

Principaux muscles. — Les muscles sont presque tous pairs, symétriques, c'est-à-dire semblables deux à deux, l'un à droite l'autre à gauche. Tout le monde doit connaître les muscles suivants ; les *sterno-mastoïdiens*, sur les parties latérales du cou, comme deux cordes tendues depuis le derrière de l'oreille ou *région mastoïdienne* à l'extrémité supérieure ou *fourchette du sternum*, creux situé en avant, à la partie moyenne de la naissance du cou. Les muscles sterno-mastoïdiens sont le siège ordinaire du **torticolis**. Le *grand dorsal* qui recouvre en arrière le dos et l'épaule du même côté, pour aller se fixer sur la tête ou extrémité supérieure de l'humérus. L'*orbiculaire* des paupières et l'*orbiculaire* des lèvres, muscles circulaires, situés dans l'épaisseur de ces organes et dont la contraction ferme les paupières ou la bouche. Le *deltoïde*, qui recouvre la saillie ronde de l'épaule ; il porte le bras en haut, il est donc abducteur. Les *pectoraux*, grand et petit, au nombre de deux de chaque côté, situés à droite et à gauche de la poitrine, ils vont du thorax au bras ; dans leur contraction, ils attirent les bras en avant et en dedans, comme dans l'action de les croiser, ils sont adducteurs. Le *biceps*, qui s'étend de l'omoplate à l'extrémité supérieure de l'avant-bras, il amène celui-ci sur le bras, il est donc fléchisseur. Les *fessiers*, au nombre de trois de chaque côté, situés dans la profondeur des fesses ; ils font tourner

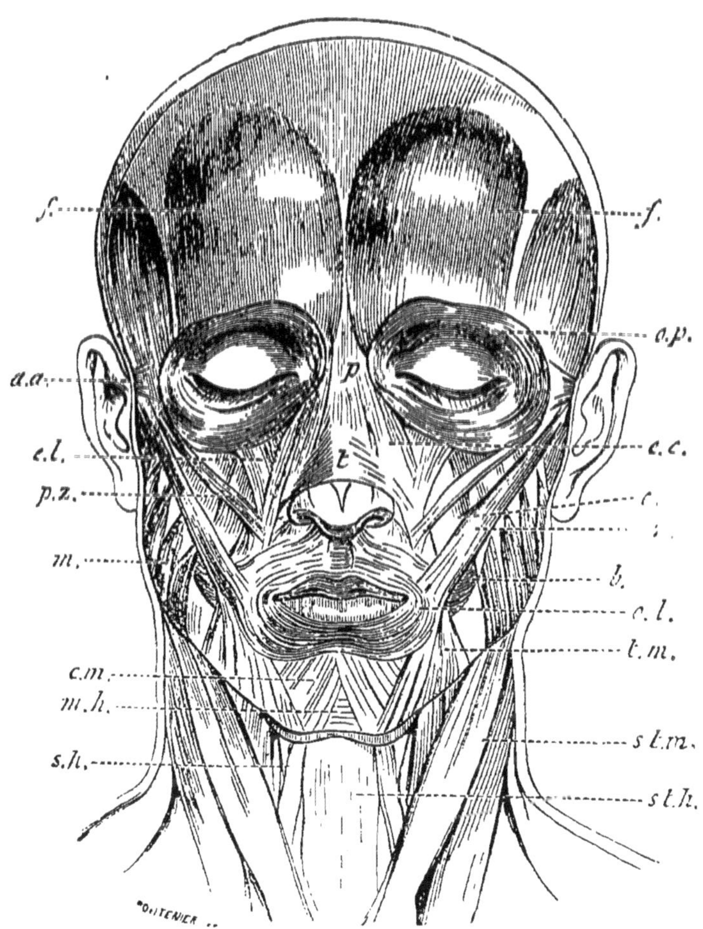

Fig. 5. — Muscles superficiels de la face. — *f.* frontal. — *o. p*, orbiculaire des paupières. — *a. a*, auriculaire antérieur. — *p*, pyramidal. — *t*, triangulaire. — *c. c*, élévateur commun de la lèvre supérieure et du nez. — *c. l*, élévateur propre de la levre supérieure. — *c*. canin. — *z*. zigomatique. — *p. z*, petit zygomatique. — *m*. masséter — *b*, buccinateur. — *o. l*, orbiculaire des lèvres. — *t. m*. triangulaire du menton. — *c. m*, carré du menton. — *m. h*, houppe du menton. — *st. m*, sterno-mastoïdien. — *st. h*, sterno-hoïdien. — *s. h*, scapulo-hoïdien.

la cuisse en dehors, c'est-à-dire qu'ils sont abducteurs et rotateurs. Le *diaphragme*, vaste muscle aplati et mince, inséré en dedans sur tout le pourtour de la base de la poitrine ; il est là comme une membrane séparant la cavité de la poitrine de la cavité abdominale ou du ventre. Comme nous le verrons plus loin, il joue un rôle considérable dans la respiration.

Structure des muscles. — Le tissu musculaire comprend donc l'ensemble des muscles. Chaque muscle se compose lui-même d'un groupe de faisceaux ou grosses fibres, parfaitement visibles à l'œil nu et plus ou moins nombreux selon le volume du muscle : ce sont les *faisceaux secondaires*. Si nous examinons, au microscope, un faisceau secondaire, nous voyons qu'à son tour il se compose de faisceaux beaucoup plus petits et appelés *faisceaux primitifs*. Enfin chaque faisceau primitif est composé lui-même d'un grand nombre de fibrilles musculaires, microscopiques, indépendantes et accolées seulement les unes aux autres: c'est la *fibre musculaire*, élément anatomique du tissu musculaire.

Chaque muscle est recouvert d'une mince enveloppe transparente de tissu cellulaire (voir plus loin, tissu cellulaire), qu'on nomme *aponévrose*. De la face profonde ou interne de cette enveloppe, naissent une foule de légères membranes de même nature et de plus en plus faibles, qui s'entrecroisent pour former autant de petites loges ou d'enveloppes celluleuses à chaque faisceau secondaire ; enfin dans chacun de ceux-ci le tissu cellulaire se comporte envers les faisceaux primitifs comme dans le muscle tout entier envers les faisceaux secondaires.

Les muscles sont pourvus, comme les os, d'artères, de veines, de vaisseaux lymphatiques et de nerfs.

Des mouvements dans la série animale. — La faculté ou mieux la fonction des mouvements est commune à tous les êtres organisés. Les uns ont pour but la nutrition de l'individu ; on les nomme mouvements de la vie organique ou végétative ; tels sont le mouvement de la sève dans les tissus végétaux, les mouvements ou courants observés dans les cellules végétales, la circulation du sang, de la lymphe, les mouvements des différentes régions de l'appareil digestif dans le cours de sa fonction, ceux des liquides de sécrétion qui, du fond des glandes qui les fabriquent, arrivent par les canaux excréteurs aux endroits où ils doivent être utilisés, les mouvements imperceptibles qui

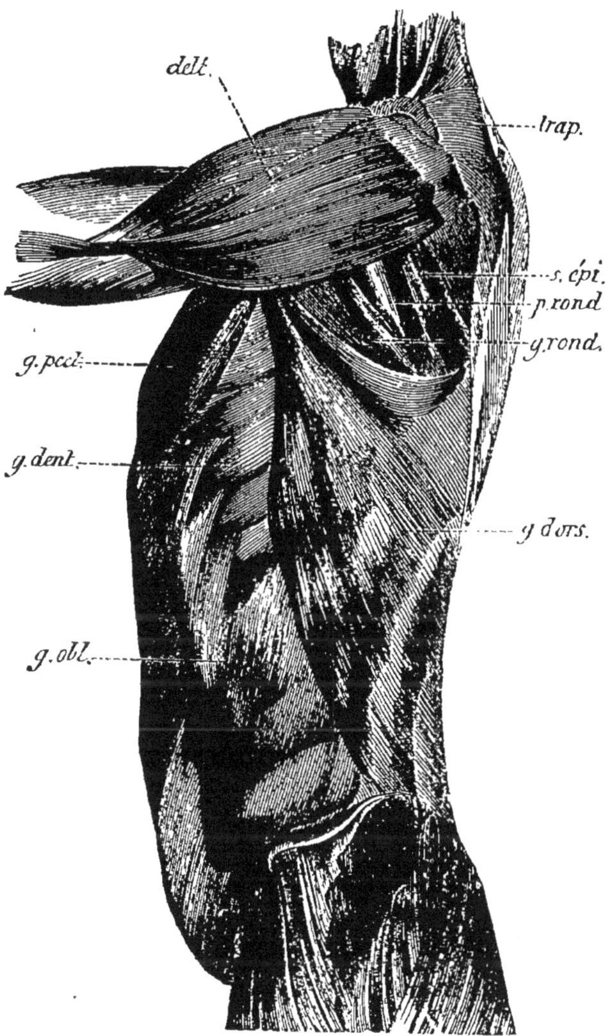

Fig. 6. — Muscles superficiels du tronc. — *trap.* trapèze. — *delt.* deltoïde. — *s.-épi*, sous-épineux. — *p. rond.* petit rond. — *g. rond*, grand rond. — *g. pect* grand pectoral. — *g. dent*, grand dentelé. — *g. dors*, grand dorsal. — *g. obl*, grand oblique.

s'accomplissent sans cesse dans la profondeur des tissus formant un double courant : des matériaux nutritifs aux éléments anatomiques et des éléments anatomiques des tissus au dehors de ceux-ci, etc. etc.

Les autres mouvements déplacent une partie ou la totalité du corps ; ils sont volontaires et mettent l'animal en rapport avec les différentes parties du milieu où il vit : mouvements des doigts, des avant-bras, des globes oculaires dans leurs orbites, mouvements de progression qui déplacent l'individu tout entier ; le mécanisme de ces derniers est en rapport avec la conformation anatomique des espèces animales ; ils comprennent la marche, la course, le saut, le galop, le vol, la reptation et le mouvement vermiculaire.

TISSU CELLULAIRE, LAMINEUX OU CONJONCTIF.

Ce tissu se présente dans le corps, sous l'aspect d'une substance blanche ou incolore en petite quantité ; il est composé de fibres aplaties, minces, allongées et très petites, réunies en faisceaux minces eux-mêmes et qu'on voit, au microscope bien entendu, s'entre-croiser dans tous les sens pour former, de la sorte, comme un réseau à mailles ou cellules très nombreuses ; d'où son nom de **tissu cellulaire**. C'est dans les mailles de ce tissu que se loge la graisse ; c'est pourquoi on le nomme alors **tissu cellulo-graisseux**.

Le tissu cellulaire est distribué dans toute l'économie en proportion variable selon les tempéraments. On le rencontre sous la peau, adhérent à sa face profonde ; il en augmente l'épaisseur, il concourt à dissimuler les saillies osseuses, à augmenter la souplesse de la peau et l'agrément des formes. C'est surtout dans ce tissu cellulaire sous-cutané que s'accumule la graisse dont la quantité plus ou moins abondante constitue l'*embonpoint* ou l'*obésité*. En outre, il est interposé, en membranes ténues, entres les différentes parties de chaque tissu, entre leurs éléments microscopiques ; il forme à chaque organe une enveloppe, une gaine, un coussin élastique. En un mot, il constitue, dans tout le corps, par son ensemble comme une vaste trame dans les interstices de laquelle sont logés tous les organes, qu'il semble ainsi réunir ; d'où son nom de **tissu conjonctif**. Enfin sa dénomination de **tissu lamineux** lui vient de la forme aplatie, lamelleuse de son élément constituant, la fibre *lamineuse*.

TISSU SÉREUX

Le tissu séreux doit être considéré comme une modification du tissu cellulaire dont les fibres aplaties sont réunies en nombreux faisceaux, formant une trame plus dense, plus serrée et, par conséquent, à mailles plus petites.

Le tissu séreux comprend l'ensemble des **séreuses**, membranes minces, transparentes, tapissant les nombreuses cavités du corps et portant des noms différents, selon les différentes régions : *synoviales*, dans les cavités articulaires ; *plèvres*, dans le thorax ; *péritoine*, dans l'abdomen, etc. Le tissu séreux est un organe de glissement et, pour accomplir cette fonction, il sécrète, à sa surface et en très petite quantité, une substance onctueuse, nommée *synovie* dans les jointures et *sérosité* partout ailleurs.

TISSU FIBREUX

Ce tissu est, comme le conjonctif, distribué dans toute l'économie ; il comprend les ligaments des jointures, l'enveloppe la plus superficielle et aussi la plus dure du cerveau, le sac dans lequel est logé le cœur, etc.

Nous avons considéré le tissu séreux comme une condensation du tissu cellulaire, eh bien, le tissu fibreux, lui-même, n'est autre chose qu'une condensation du tissu séreux. Dans ces trois tissus, cellulaire, séreux et fibreux, l'élément constituant est le même, c'est *la fibre lamineuse*. Il n'y a de différence que dans les dimensions, le groupement et la résistance de cette fibre élémentaire.

TISSU GRAISSEUX

Le tissu graisseux ou la *graisse* est une substance blanche, molle, répartie dans toute l'économie en quantité très variable, selon le degré d'embonpoint des individus. Examinée à l'œil nu et au microscope, la graisse se montre en masses nommées *lobes ;* ceux-ci résultent d'une agglomération de masses beaucoup plus petites, appelées *lobules ;* enfin les lobules sont formées par la réunion d'un grand nombre de cellules microscopiques, appelées *cellules graisseuses ;* c'est l'élément constituant du tissu.

De tous les tissus de l'économie, la graisse est celui qui, dans les diverses maladies, diminue le plus rapidement ; sa disparition constitue l'*amaigrissement*. En revanche, il se reforme avec facilité dans le retour à la santé.

TISSU ÉLASTIQUE

Le tissu élastique est une substance jaune, formée de faisceaux nombreux, les uns entre-croisés et les autres parallèles, pour constituer une trame, un tissu serré ; ces faisceaux sont eux-mêmes formés de fibres dites *élastiques*, qui représentent l'élément fondamental du tissu du même nom et dont la propriété essentielle est l'*élasticité*.

Il concourt à former les poumons et la peau, auxquels il donne leur élasticité ; il forme exclusivement, avec le tissu musculaire, la *tunique moyenne* des artères, celle qui donne à ces vaisseaux leurs propriétés si importantes ; l'*élasticité* et la *contractilité*. Le tissu élastique enfin forme, tout le long de la colonne vertébrale, ces ligaments lamelliformes qui relient entre elles les parties postérieures des vertèbres : ce sont les *ligaments jaunes des vertèbres*.

Ces ligaments jouent, là, un rôle très important : ils maintiennent le corps dans la *station verticale* en luttant, par leur puissante élasticité, contre le poids des lourds viscères de la poitrine et de l'abdomen qui tend à le faire tomber en avant.

TISSU NERVEUX, SYSTÈME NERVEUX

On nomme système nerveux l'ensemble des nombreux organes que forme le tissu nerveux, de même qu'on nomme système musculaire l'ensemble des muscles, que forme le tissu musculaire.

Tissu nerveux. — Les nerfs, le cerveau, la moelle épinière, etc., constituent, par leur réunion, le tissu nerveux. Ce dernier est une substance de consistance assez faible, d'aspect *blanc* ou *gris*, selon les régions où on l'examine et essentiellement composé de deux éléments microscopiques : la **cellule nerveuse** et le **tube nerveux**.

Les cellules nerveuses, toutes très petites, de dimensions inégales entre elles, sont rondes, fusiformes ou elliptiques, étoilées ou polyédriques. Elles composent à peu près exclusivement les *parties grises* du cerveau, de la moelle, etc.

Les tubes nerveux prennent naissance dans les cellules nerveuses de la *substance grise* dont ils sont comme autant de prolongements ; ils forment la *substance blanche* du cerveau, de la moelle épinière, etc., et l'ensemble des *nerfs*.

Comme éléments accessoires, le tissu nerveux possède enfin des artères, des veines et du tissu conjonctif interposés entre ses éléments.

Système nerveux.— Envisagé au double point de vue anatomique et physiologique, c'est-à-dire quant à la structure et à la fonction, le système nerveux se divise en deux parties, l'une centrale et l'autre périphérique.

Partie centrale. — Elle comprend l'*encéphale*, vulgairement nommée *cervelle* et la *moelle épinière ;* le tout est logé dans la cavité du crâne et du canal vertébral et, pour cette raison, est ordinairement désigné sous les noms de **d'axe cérébro-spinal** ou **cérébro-rachidien**. Cette partie centrale, axe cérébro-spinal, comprend, à son tour, différentes parties bien distinctes par leur structure et aussi leur fonction, comme nous le verrons bientôt ; ce sont le **cerveau**, le **cervelet**, la **protubérance**, le **bulbe** ou **moelle allongée** et enfin la **moelle épinière**.

Cerveau. — Le cerveau comprend la plus notable partie de la masse encéphalique dont il forme d'ailleurs la région *la plus élevée* et comme le *couronnement*. De même que la voûte crânienne qui le recouvre, il a la forme d'une moitié d'œuf ou d'ovoïde à grosse extrémité dirigée en arrière. La surface générale du cerveau n'est point unie mais offre, au contraire, de nombreux et volumineux sillons nommés **circonvolutions cérébrales**. Ces circonvolutions sont sinueuses, séparées par de profondes dépressions au fond desquelles circulent les artères qui se distribueront au cerveau et les veines qui en reviennent. Le cerveau est divisé incomplètement sur la ligne médiane, en deux moitiés égales, symétriques, appelées **hémisphères cérébraux**. Chaque hémisphère comprend trois divisions ou régions nommées **lobes antérieur, moyen, postérieur**.

Dans le cerveau, la substance grise est relativement abondante ; elle est située à la superficie où elle forme la presque totalité des circonvolutions cérébrales; la substance blanche y est profonde et constituée par une multitude infinie de tubes nerveux. Ceux-ci, nés des cellules de la substance grise, superficielle, se dirigent intérieurement dans tous les sens pour aboutir aux cellules de deux gros noyaux de substance grise et blanche, situés dans la profondeur de chaque hémisphère cérébral et qu'on nomme **corps striés** et **couches optiques**.

Cervelet. — On nomme ainsi une partie de l'encéphale beaucoup moins volumineuse que le cerveau, logée, comme ce dernier, dans la cavité crânienne, au-dessous et en arrière du cerveau. Vu par sa face supérieure, le cervelet représente assez exactement la figure *renversée* d'un *as de cœur* dont la partie moyenne ou rétrécie formerait le *lobe moyen* et les deux parties latérales les **hémisphères cérébelleux**.

La surface totale du cervelet est convexe, supérieurement, et à peu près plane inférieurement ; elle n'est point, comme celle du cerveau, pourvue de circonvolutions mais seulement de nombreux sillons très petits, naissant du lobe moyen, se dirigeant immédiatement à droite et à gauche,

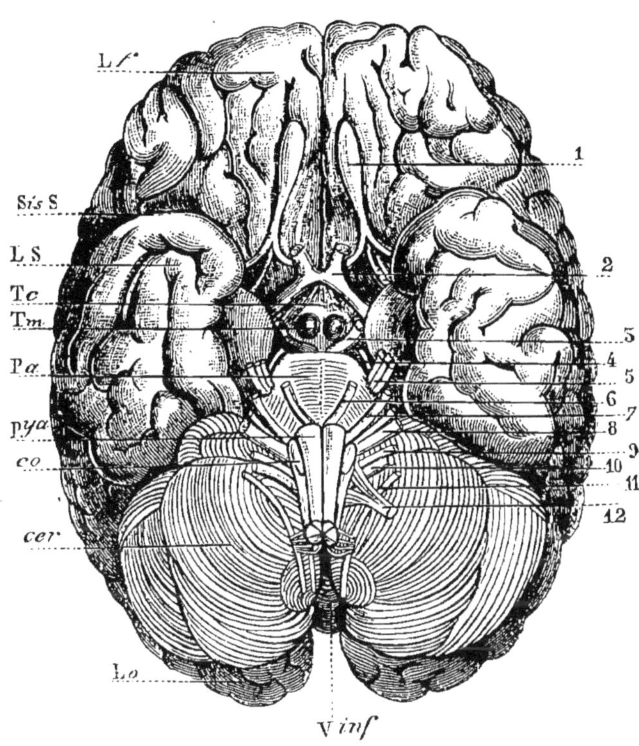

Face inférieure de l'encéphale.

Fig. 7. — Lf, lobe frontal ou antérieur. — L S, lobe sphénoïdal ou moyen. — Tm, Tubercules mamillaires. — P a, protubérance annulaire. — *pya*, pyramides antérieures. — *cer*, cervelet. — Lo, lobe occipital ou postérieur. — 1, nerf olfactif. — 2, nerf optique. — 3, nerf moteur oculaire commun — 4, nerf pathétique. — 5, trijumeau. — 6, moteur oculaire externe. — 7, facial. — 8, nerf auditif. — 9, nerf glosso-pharyngien. — 10, nerf pneumogastrique. — 11, nerf spinal. — 12, nerf hypoglosse.

c'est-à-dire en dehors vers les bords arrondis du cervelet et se terminant à la partie moyenne de sa face inférieure. Comme le cerveau, il est composé de substance grise, superficielle et de substance blanche, profonde.

Le cervelet est rattaché : 1° au cerveau par deux racines

ou prolongements de substance nerveuse qu'on nomme *pédoncules cérébelleux supérieurs;* 2° à la protubérance par les deux *pédoncules cérébelleux moyens;* 3° enfin, au bulbe, par les deux *pédoncules cérébelleux inférieurs.*

Protubérance ou **isthme de l'encéphale.** — Troisième partie de l'encéphale, et située au-dessous du cerveau et en avant du cervelet, elle s'étend du bulbe ou moelle allongée au cerveau par les deux **pédoncules cérébraux,** énormes faisceaux de substance blanche qui, *venus de la moelle épinière, traversent le bulbe* et aussi la protubérance qu'ils forment en partie et vont se perdre dans la profondeur des hémisphères cérébraux pour *se terminer aux cellules de la substance grise des corps striés et des couches optiques,*où *aboutissent* d'autre part, comme nous l'avons vu tout à l'heure, les *tubes nerveux nés de la substance grise du cerveau.*

La protubérance communique donc : 1° avec le cerveau par ses deux pédoncules cérébraux ; 2° avec le cervelet par les deux pédoncules cérébelleux moyens qui, nés de la protubérance, vont l'un à droite l'autre à gauche, se perdre dans l'hémisphère cérébelleux correspondant ; 3° Enfin, en arrière, elle continue immédiatement le bulbe. La protubérance est composée de substance blanche et de substance grise.

Bulbe ou **moelle allongée.** — Quatrième et dernière partie de l'encéphale et aussi la plus inférieure, le bulbe est de forme conique ; il se continue immédiatement, en bas ou par son sommet, avec la moelle épinière dont les six faisceaux formant sa substance blanche vont plus loin traverser la protubérance et deviennent les pédoncules cérébraux qui se terminent sur les confins de la substance grise du cerveau. Pour cette raison, le bulbe s'appelle aussi moelle allongée ; en haut, par sa base, il se continue avec la protubérance, en bas avec la moelle épinière et en arrière avec le cervelet par les deux pédoncules cérébelleux inférieurs. Le bulbe est formé de substance grise, profonde et de substance blanche, superficielle, celle-ci disposée en six faisceaux qui sont ceux de la moelle épinière comme nous l'avons vu tout à l'heure. Ces faisceaux de substance blanche s'*entre-croisent dans le bulbe*, c'est-à-dire que ceux de droite passent à gauche et réciproquement.

Cet entre-croisement des faisceaux du bulbe nous explique pourquoi les lésions de l'hémisphère cérébral gauche se traduisent par des troubles dans la moitié droite du corps, etc. et réciproquement.

Moelle épinière. — C'est la terminaison de l'axe nerveux cérébro-spinal; elle se continue avec le bulbe et par conséquent avec l'encéphale, qu'elle semble prolonger en un long cordon logé dans le canal vertébral qu'elle occupe depuis la première vertèbre, l'*atlas*, jusqu'à la deuxième vertèbre lombaire.

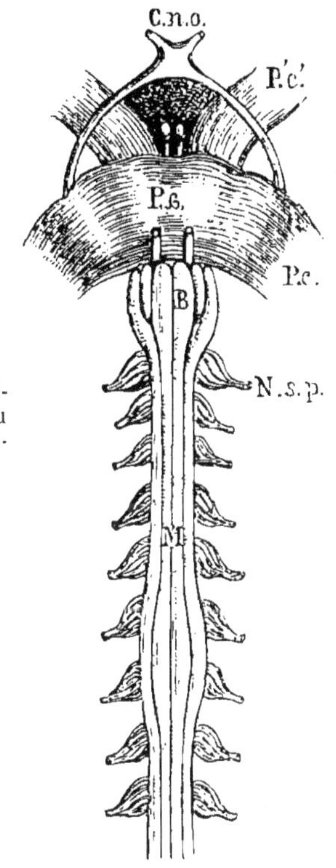

Fig. 8. — Face antérieure de la moelle, du bulbe et de la protubérance.

c. n. o, chiasma des nerfs optiques. — *p'c'* pédoncule cérébral. — *p. a*, protubérance annulaire. — *p. c.* pédoncule cérébelleux gauche, moyen. *b*, bulbe et ses faisceaux. — *n. s. p.* nerfs spinaux avec leurs racines, antérieures et postérieures. — *m*, moelle épinière coupée à l'origine de sa partie dorsale.

Comme l'encéphale, elle est formée de substance blanche et de substance grise; mais là, comme dans le bulbe, la substance blanche est superficielle et la substance grise, profonde.

La moelle est incomplètement divisée sur ces deux faces antérieure et postérieure, par deux sillons profonds en deux parties semblables et symétriques, réunies par la partie moyenne, mince et étroite, nommée *commissure* de la moelle.

La substance blanche sur la moelle est disposée en cordons ou faisceaux au nombre de trois sur chaque moitié et distingués en antérieur, latéral et postérieur.

Voilà les différentes parties du système nerveux central, leur structure, leurs rapports, leur composition anatomique qui, en définitive, se réduit à deux éléments : la substance grise et la blanche. Nous verrons plus loin que, de même qu'il a deux éléments différents, le système nerveux a deux fonctions générales bien distinctes ; l'une, active, dévolue à la substance grise qui, partout où elle existe, reçoit les impressions et commande les mouvements ; l'autre, passive, dévolue à la substance blanche qui partout, soit dans les centres nerveux, soit dans les nerfs, conduit les impressions, reçoit et transmet les incitations motrices.

L'axe cérébro-spinal tout entier, logé dans la cavité crânienne et le canal vertébral, est recouvert non seulement de cette paroi osseuse qui le protège très efficacement, mais encore de trois membranes ou enveloppes superposées, nommées **méninges cérébrales** et **méninges spinales** ou tout ensemble **méninges cérébro-spinales**. La plus extérieure de ces membranes enveloppantes, celle, par conséquent, qui est en rapport immédiat avec la cavité crânienne qu'elle tapisse et à laquelle elle adhère assez intimement, est épaisse, résistante et dure, composée de tissu fibreux : c'est la *dure-mère*. La moyenne, de nature séreuse, se nomme l'*arachnoïde*. Enfin, l'interne, composée exclusivement de tissu cellulaire et de nombreux vaisseaux passant dans ses mailles pour cheminer à la surface des centres nerveux qu'elle recouvre d'ailleurs immédiatement, est nommée *pie-mère*. Cette dernière membrane envoie des prolongements sur les nerfs qui naissent de l'axe cérébro-spinal, leur formant ainsi à chacun une enveloppe nommée le *névrilème.* (Remarquons en passant que ces trois membra-

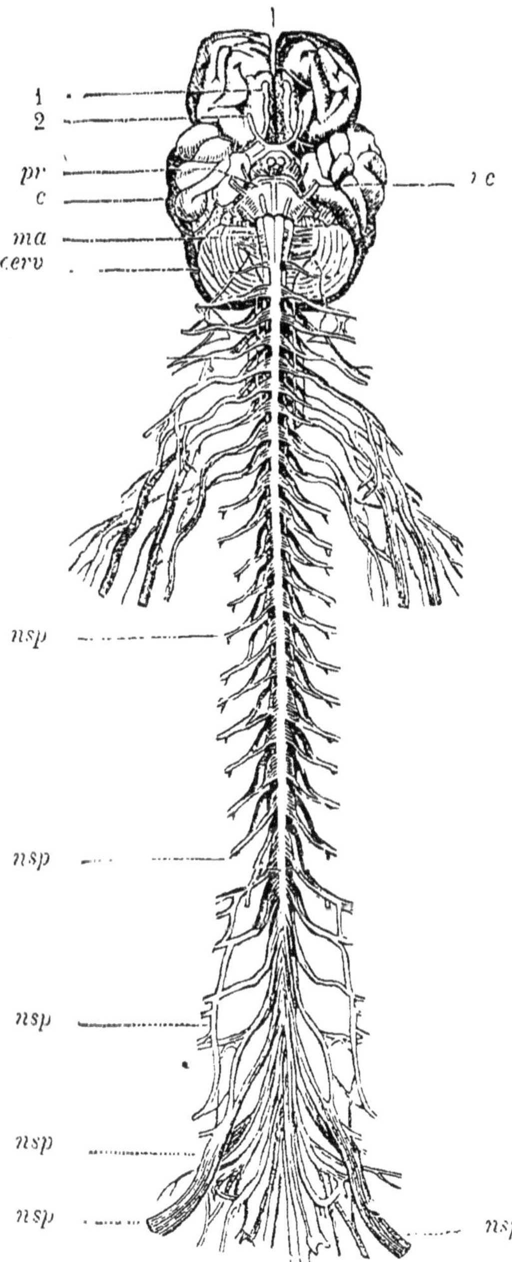

Fig. 9. — Système nerveux cérébro-spinal de l'homme. — A. grande scissure qui sépare le cerveau en deux hémisphères. — c, cerveau. — 1. nerf de l'odorat. — 2, nerf de la vision. — *no*, un des nerfs qui naissent dans l'encéphale. — *pr*, protubérance annulaire qui réunit en avant les deux moitiés du cervelet. — *cerv*, cervelet. — *ma*, moelle allongée, origine de la moelle épinière. — *nsp*, nerfs spinaux émanant de la moelle épinière.

nes, les méninges, représentent les trois variétés de tissus cellulaire : lâche et mince dans la pie-mère, c'est le tissu cellulaire proprement dit; plus condensé dans l'arachnoïde, c'est le tissu séreux, très condensé et très ferme dans la dure-mère, c'est le tissu fibreux.)

Partie périphérique. — Cette seconde partie du système nerveux comprend l'ensemble des nerfs. De chaque côté de l'axe cérébro-spinal émerge une innombrable quantité de *tubes*, *fibres* ou *filets nerveux, nés des cellules de la substance grise des centres nerveux*. Ils se réunissent immédiatement en faisceaux, lesquels se groupent à leur tour en quantité variable pour former des cordons de substance nerveuse, blanche, ce sont les **nerfs**.

Les nerfs sont d'un côté à l'autre du corps, égaux en nombre et en volume, symétriques et, de même manière, se divisent et se subdivisent dans leur parcours pour se distribuer, finalement, dans toutes les parties et sur tous les points du corps.

Accolés en faisceaux, les tubes nerveux ne se confondent jamais en formant les nerfs ou troncs nerveux ; aussi lorsqu'une branche se détache d'un nerf pour se porter à un autre nerf, et cela se voit très fréquemment, on dit alors que les nerfs *s'anastomosent*, les tubes nerveux ne s'abouchent point comme le font les vaisseaux en s'anastomosant, mais passent d'une branche à l'autre en continuant, sans confusion, leur trajet indépendant (Béclard).

Classification des nerfs d'après leur origine. — Selon leurs points d'émergence de l'axe cérébro-spinal, les nerfs sont divisés en deux groupes : **nerfs crâniens** et **nerfs rachidiens**.

Nerfs crâniens ; émergeant de la face inférieure de l'encéphale, les nerfs crâniens, au nombre total de vingt-quatre, semblables d'un côté à l'autre et considérés ainsi deux à deux, forment les *douze paires crâniennes*. Après leur origine, ces nerfs sortent de la cavité du crâne par les trous de sa base et vont se distribuer exclusivement aux parties superficielles et profondes de la face et aux organes des sens ; et *un peu*, pour quelques-uns, au cuir chevelu.

Nerfs rachidiens ou spinaux. — Ces nerfs forment

eux-mêmes deux groupes, selon qu'ils naissent directement de la *moelle épinière* ou des *ganglions nerveux sympathiques* qui dépendent eux-mêmes de la moelle par les racines que celle-ci leur envoie.

Nerfs spinaux proprement dits. — Ils sont au nombre de soixante-deux, formant trente et une paires, les *paires*

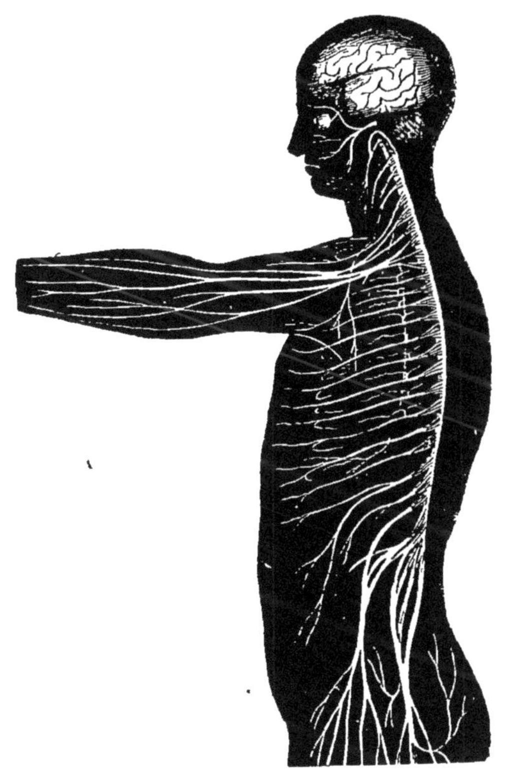

Fig. 10. — Silhouette du tronc de l'homme, avec le système nerveux et les nerfs en filaments blancs.

spinales. Les nerfs spinaux émergent des parties latérales de la moëlle, chacun par deux faisceaux bien séparés, placés l'un au-devant de l'autre; ces faisceaux nerveux sont les *racines antérieures* et les *racines postérieures* des nerfs rachidiens. Pour former chaque nerf spinal, ces racines convergent, se réunissent bientôt vers des trous placés sur les côtés du *rachis* ou colonne vertébrale et qu'on nomme *trous de conjugaison*. Une fois sortis du canal vertébral, ces nerfs vont bientôt se diviser en deux branches, l'une postérieure l'autre antérieure.

Dans le cou et la partie supérieure du thorax, la région lombaire ou abdominale, la région sacrée ou du sacrum, les nerfs spinaux forment, par la réunion et les anastomoses d'une partie de leurs branches antérieures, des sortes de réseaux nerveux nommés **plexus**, et qu'on distingue, selon les régions, en *plexus cervicaux*, au nombre de deux ; ils se distribuent au cou, l'un à droite, l'autre à gauche.

Plexus brachiaux, destinés aux membres supérieurs correspondants, et dont les principales branches, étendues jusqu'aux extrémités des doigts se distribuent aux muscles, à la peau, à tous les tissus de ces membres ; ce sont les nerfs radial, cubital, médian, musculo-cutané et brachial-cutané interne, pour chaque membre supérieur.

Plexus abdominaux, les trois branches ou nerfs importants et terminaux de chacun de ces deux plexus sont le nerf *crural, l'obturateur* et le *lombo-sacré* ; ils se distribuent à la profondeur du bassin et au haut de la cuisse.

Plexus sacrés, formés par les branches antérieures des derniers nerfs rachidiens, ces deux plexus sont situés dans la partie inférieure du bassin. Ils possèdent, l'un et l'autre, une seule mais volumineuse branche terminale, le *nerf grand sciatique* qui s'étend dans la partie postérieure et profonde de la cuisse jusque au-dessus du jarret où il se bifurque en *nerf poplité externe* et *nerf poplité interne*. Ces deux nerfs, à leur tour, forment plus loin, dans la jambe, l'un le *nerf tibial postérieur ;* le second le *nerf tibial antérieur ;* ces deux derniers nerfs s'étendent l'un et l'autre jusqu'au pied.

Au niveau du thorax ou poitrine, les branches antérieures des nerfs rachidiens n'ont point à se grouper en plexus destinés aux organes de la cavité thoracique parce que, comme nous le verrons tout à l'heure, les deux *nerfs pneumo-gastriques* et les *nerfs grands sympathiques* leur sont surtout destinés ; alors ces branches antérieures suivent, au nombre de douze de chaque côté, une pour chaque côte, la direction de celle-ci et se distribuent aux parois de la poitrine : ce sont les *nerfs intercostaux*.

Telles sont l'importance et la distribution des branches antérieures des nerfs rachidiens ; leurs branches postérieures, en général très petites, se distribuent immédiatement dans la région vertébrale où elles naissent.

Nerfs sympathiques et leurs ramifications. — Il est donc un troisième groupe de nerfs, différant beaucoup des deux groupes précédents par sa conformation, sa disposition anatomique, sa distribution spéciale, sa fonction enfin ; c'est le groupe des nerfs sympathiques.

De la base du crâne au fond du bassin, tout le long et de chaque côté de la colonne vertébrale existent en assez grand nombre des *ganglions* ou renflements nerveux d'un volume variant d'une tête d'épingle à une petite lentille ; ils sont formés de *substance nerveuse grise* et réunis entre eux par des branches nerveuses. L'ensemble, de chaque côté, de ces ganglions avec les branches nerveuses ou nerfs qui les réunissent, forme les *deux nerfs grands sympathiques* droit et gauche. Ainsi disposés, ces deux nerfs forment comme un chapelet ou une ellipse très allongée dont les deux branches, séparées par les corps vertébraux, se réunissent par leurs extrémités à la base du crâne et au-devant du coccyx, mesurant ainsi toute la longueur du tronc.

Dans toute leur étendue, les deux nerfs grands sympathiques reçoivent des rameaux nerveux à peu près exclusivement venus des nerfs spinaux pour aller se perdre dans leurs ganglions ; en haut, quelques rameaux seulement leur viennent des nerfs crâniens ; tels sont les rameaux nerveux constituant les racines des grands sympathiques.

Puis de ces ganglions sympathiques naissent des nerfs qui vont se rendre et se distribuer dans le cou : au pharynx, au larynx et à l'œsophage ; dans la poitrine : aux poumons, au cœur, à tout l'arbre artériel, à tous les vaisseaux ; dans l'abdomen : à l'estomac, aux intestins, aux reins, etc., formant dans tous ces organes de nombreuses divisions entremêlées, anastomosées et formant enfin sur chaque organe autant de petits plexus.

Tel est le système nerveux du grand sympathique ; il n'est point indépendant de l'axe cérébro-spinal puisqu'il tire en grande partie son origine de la moelle épinière, mais il n'en constitue pas moins un système nerveux spécial, destiné aux fonctions qui ont pour objet la nutrition de l'individu, échappant à l'action de la volonté : on le nomme encore pour ces raisons **système nerveux de la vie organique ou végétative.**

DIVISION DES NERFS EN SENSITIFS, MOTEURS ET MIXTES.

Les tubes ou filets nerveux, dont l'ensemble constitue les nerfs, ont des fonctions très différentes : les uns transmettent aux centres nerveux les impressions exercées sur eux, brûlures, pincements, etc. ; ce sont les *tubes nerveux sensitifs* ; les autres transmettent, des centres nerveux, aux muscles où ils se distribuent, le commandement, l'incitation motrice : ce sont les *tubes nerveux moteurs.*

Or, il existe des nerfs exclusivement formés de tubes nerveux sensitifs ce sont les *nerfs sensitifs*, ou de tubes nerveux moteurs, ce sont les *nerfs moteurs* ; enfin il en est beaucoup qui sont formés de ces deux éléments : ce sont les *nerfs mixtes.*

Nerfs crâniens sensitifs. — Les deux nerfs *olfactifs*, première paire, distribués aux fosses nasales : **odorat** ; les deux nerfs *optiques,* deuxième paire, distribués à la rétine : **vue** ; les deux nerfs *trijumeaux*, cinquième paire, distribués à la peau de la face, les deux nerfs *auditifs*, huitième paire, à l'oreille interne : **ouïe** ; les nerfs *glosso-pharyngiens*, neuvième paire à la muqueuse de la langue : **goût.**

Nerfs crâniens moteurs. — Les deux *nerfs moteurs oculaires communs*, troisième paire ; les deux *nerfs pathétiques,* quatrième paire ; les deux *nerfs moteurs oculaires externes,* sixième paire : ces trois paires motrices se distribuent aux différents muscles des globes oculaires. Les deux *nerfs faciaux,* septième paire, se distribuent aux muscles de la face; les deux *nerfs spinaux,* onzième paire, aux muscles du pharynx et du larynx; les deux *nerfs hypoglosses,* douzième paire, aux muscles de la langue, etc.

Nerfs crâniens mixtes. — Les deux *nerfs pneumogastriques,* dixième paire. Ces deux nerfs sont nés du bulbe ou moelle allongée, ils descendent l'un à droite l'autre à gauche dans la profondeur des parties latérales du cou; ils pénètrent dans la cavité thoracique, accompagnant l'œsophage et traversant avec lui le diaphragme pour passer dans l'abdomen où ils vont se terminer sur les parois de l'estomac, après avoir fourni des rameaux au pharynx, au larynx, au cœur et aux poumons d'où leur nom de pneumogastriques.

Le rôle des pneumogastriques est considérable, puisqu'ils président, avec les deux grands sympathiques, à la circulation, à la respiration, à la digestion.

Les nerfs rachidiens, nés de la moelle par des racines antérieures *motrices* et des racines postérieures *sensitives* sont par conséquent, tous *mixtes.*

Ainsi, voilà le système nerveux tout entier avec son axe cérébro-spinal et ses ganglions nerveux d'une part, et d'autre part, les innombrables tubes nerveux qui en naissent pour former les nerfs, lesquels dans le cours de leur leur trajet se divisent et se subdivisent en branches, rameaux, ramuscules, etc., pour se répandre dans la profondeur des tissus et se terminer enfin à l'état de simples tubes nerveux isolés, comme ils sont nés.

Ils établissent un rapport immédiat et une communication constante entre les centres nerveux ou leurs points d'origine et tous les points du corps.

Les centres nerveux et les nerfs forment un merveilleux système composé d'appareils divinement coordonnés, et que, pour s'en faire une idée assez nette, le lecteur pourrait comparer à un vaste bureau télégraphique établi au centre d'un état comme la France, par exemple, et composé d'une foule de réseaux principaux représentant autant de troncs nerveux. Chacun de ces réseaux se divise en réseaux moins étendus, c'est-à-dire possédant de moins en moins de fils conducteurs, pour se distribuer aux départements, arrondissements, cantons, bourgs, villages, hameaux et maisons isolées.

Fonctions ou **physiologie du système nerveux.** — La physiologie et la pathologie (science des maladies) nous démontrent que le système nerveux intervient d'une façon indispensable dans les sensations de toute nature, les mouvements volontaires et inconscients, les facultés de l'intelligence, dans tous les actes de la vie enfin. Or il n'en est ainsi qu'à la condition expresse d'intégrité et de continuité absolue entre le système nerveux central et les nerfs : prouvons-le par quelques exemples : Si on coupe un nerf sensitif, le nerf optique par exemple, ce nerf ne saurait plus transmettre au cerveau l'impression que la lumière exerce sur la rétine et la vision serait instantanément abolie. Le même résultat arrive quand ce nerf est comprimé ou détruit par la présence d'une tumeur ou une inflammation quelconque. S'il s'agit de la section ou de la destruction d'un nerf moteur, du facial droit par exemple, la volonté est impuissante à produire les moindres mouvements dans la moitié correspondante de la face ; il y a paralysie du mouvement. Lorsqu'on a coupé un tronc nerveux mixte, le grand nerf sciatique par exemple ; le pied et la jambe sont à la fois privés de la sensibilité et du mouvement. Enfin les mutilations expérimentales des différentes parties de l'encéphale, leur inflammation, la présence de tumeurs dans la cavité crânienne, etc. sont autant de circonstances qui amènent l'altération ou la suppression d'une ou de plusieurs fonctions des centres nerveux.

Dans ce prodigieux rôle dévolu au système nerveux, nous connaissons déjà celui des nerfs : ce sont des conducteurs de la sensibilité et du mouvement ; quant aux différentes parties du système nerveux central, elles ont chacune leurs attributions particulières ou leur rôle spécial.

Fonctions du cerveau. — Le cerveau est insensible à toute excitation portée directement sur sa substance, c'est-à-dire qu'il ne perçoit rien, ne sent rien si, sur le vivant, bien entendu, on l'excite, l'électrise, le brûle, etc. Il ne saurait donc entrer en relation avec le reste de l'organisme et le monde extérieur que par l'intermédiaire du système nerveux périphérique et du reste des centres nerveux qui, *seuls*, peuvent lui traduire les impressions venues de ces deux sources. Les impressions destinées au cerveau, recueillies par les nerfs, sont apportées par ceux-ci à la moelle, au bulbe ou à la protubérance qui les transmet le long des pédoncules cérébraux dans la profondeur des hémisphères, *sur les corps striés ou les couches optiques* d'où enfin elles passent à la *substance grise* ou corticale du *cerveau*. Les mêmes organes et le cervelet, en plus, portent du cerveau, à tous les points du corps, la sensibilité et le mouvement, mais à *cause de l'entrecroisement des faisceaux du bulbe*, les impressions de la moitié droite du corps sont transmises dans l'hémisphère cérébral gauche qui commande les mouvements de la même moitié du corps et réciproquement.

Le cerveau est l'organe de la *sensibilité* et du *mouvement* c'est aussi le siège de la *volonté*. Enfin, le cerveau est l'appareil des facultés intellectuelles: *mémoire*, *attention*, *imagination*, *conscience*, etc. En résumé, c'est par le cerveau que *l'âme* entre en rapport avec le monde extérieur et le connaît; c'est par le cerveau qu'elle sent, veut, comprend, juge, imagine, qu'elle agit et pense. *Le cerveau est donc l'organe de la pensée, le siège de l'âme.*

Il est d'autant plus développé qu'on l'examine chez une race plus civilisée, plus cultivée et, dans celle-là, chez les individus les plus remarquables par leurs travaux intellectuels ou leur génie, conformément à cette loi de physiologie qu'un organe tend à se développer en raison de son intensité fonctionnelle.

Fonctions de la protubérance, du bulbe, de la moelle épinière. Pouvoir réflexe. — Ces diverses régions ne sont pas seulement conductrices par rapport au cerveau, elles ont aussi une *fonction propre*: une foule d'impressions venues de l'organisme et même du dehors, ne sont pas transmises au cerveau, mais seulement à l'une ou à l'autre de ces trois régions des centres nerveux, pourvues aussi de substance grise, l'élément essentiel et actif de tout centre nerveux. Ainsi les pupilles de nos yeux s'agrandissent ou diminuent à tout instant, comme il est facile de s'en assurer, selon la quantité de lumière qui nous arrive et sans que nous voulions ni même que nous ayons conscience de ces mouvements de l'iris. De même, c'est bien inconsciemment et involontairement dans le sommeil et, à peu près aussi dans la veille, que nous exécutons les mouvements respiratoires. Les battements incessants du cœur ou du pouls, la marche de la masse alimentaire le long des intestins sont ou inconscients ou involontaires, c'est-à-dire qu'ils échappent à l'influence du cerveau, eh bien, ils sont commandés par la moelle, le bulbe ou la protubérance: dans tous ces mouvements, les impressions transmises par les nerfs sensitifs à la substance grise de ces régions, sont, par cette même substance, *perçues et non senties et immédiatement transformées en incitations motrices involontaires.* Cette faculté de ces trois régions, dont l'ensemble forme ce qu'on nomme l'appareil spinal, de transformer en mouvements des impressions non senties et inconsciente, se nomme **pouvoir ou action réflexe**, réflexe parce que les impressions transmises à cet appareil sont immédiatement transformées et *réfléchies* sur les nerfs moteurs sans passer par le cerveau qui, lui, eût senti, analysé, jugé l'impression et voulu ou non quelque mouvement.

Mais le pouvoir réflexe n'est pas l'apanage exclusif de 'appareil spinal, il appartient aussi aux ganglions nerveux du système grand sympathique. En effet, chez l'homme et les autres animaux, il existe des actes nombreux, des fonctions importantes, la digestion, les mouvements intestinaux, la sécrétion de la salive, du suc gastrique, de la bile, de l'urine, etc., ayant pour but le développement, la nutrition des tissus, du corps tout entier. Or, tous ces phénomènes nutritifs se réduisent, comme plus haut, à des impressions inconscientes parties de tous les points de l'organisme et transmises aux ganglions nerveux des grands sympathiques qui les transforment et les réfléchissent en incitations motrices et involontaires. Exemple : la présence des aliments dans la bouche produit, sur les rameaux nerveux sympathiques des glandes salivaires, des impressions qu'ils transmettent aux ganglions d'où ils naissent, lesquels ganglions les transforment en excitations motrices ; et bientôt le sang afflue vers ces glandes salivaires, elles sécrètent vite la salive qu'elles apportent et versent par leurs canaux sur tous les points de la cavité de la bouche.

Fonctions ou rôle du cervelet. — Uni au cerveau, à la protubérance et au bulbe par les pédoncules cérébelleux supérieurs, moyens et inférieurs, le *cervelet agit en faisant la régularité, l'harmonie, l'équilibre dans la distribution des incitations motrices, volontaires ou nées du cerveau.* Ainsi, si nous voulons sauter un fossé, un obstacle quelconque, c'est le cervelet qui, au passage de l'incitation motrice ou centrifuge, la distribuera à chaque moitié symétrique du corps, de telle façon qu'elle arrive en quantité égale dans les groupes musculaires symétriques qui se contractant, dès lors, avec une égale intensité, produiront enfin deux mouvements égaux et simultanés pour les deux moitiés du corps

Les maladies ou les mutilations de cet organe amènent de la titubation, une apparence d'ivresse dans la marche.

Nature de l'action nerveuse. — Il est bien entendu que l'action du système nerveux n'est due ni à un *fluide* comme l'électricité, ni à cette sorte d'autre fluide qu'on nommait *esprit animal.* L'action nerveuse, dans son intimité, est due à un *ébranlement moléculaire*, ébranlement tel que, produit sur un point d'un nerf quelconque, il se transmet rapidement à tout le nerf.

PETITES NOTIONS MÉDICALES.

On nomme **névralgie** une douleur plus ou moins violente qui siège sur un ou plusieurs nerfs : Le mal de dents est une névralgie.

La **névrose** est une maladie nerveuse résultant du trouble constant ou passager des fonctions des centres nerveux ; tels sont l'épilepsie, le tétanos, la chorée ou danse de Saint-Guy.

La **paralysie** est l'état d'un organe, d'un ou de plusieurs muscles, de la peau ou de toute autre partie du corps, privé de sensibilité ou de mouvement ; il y a donc la paralysie du mouvement et la paralysie de la sensibilité.

Phrénologie. — Au commencement de ce siècle, Gall, médecin allemand très laborieux et d'une valeur réelle, mit au monde une doctrine physiologique qui, comme toutes les nouveautés, fit grand bruit, provoqua beaucoup d'enthousiasme. Dans la suite, elle tomba peu à peu dans l'oubli où nous la voyons aujourd'hui, destinée inévitable de tout système né avec la tache originelle de l'erreur.

Le cerveau, dit Gall, est le *siège* de toutes nos *facultés,* qui se divisent en trois groupes : les *facultés animales, instincts* ou *penchants,* les *facultés morales* ou *sentiments,* et les *facultés intellectuelles,* jugement, raison, mémoire, etc.

Chacun de ces groupes correspond à une région de l'encéphale, qui en est le siège ou l'organe.

Les organes des facultés animales ou penchants sont localisés dans la partie de la cavité crânienne située au-dessous d'une ligne circulaire passant par les yeux et les oreilles, c'est-à-dire dans la partie postérieure de cette cavité.

Les organes des facultés morales ou sentiments occupent tout le reste de la cavité crânienne, moins la région frontale, c'est-à-dire surtout, les parties supérieures et latérales de la boîte crânienne.

Enfin les organes des facultés intellectuelles correspondent à la région frontale.

Les principes fondamentaux de la phrénologie sont ceux-ci :

« 1° L'encéphale est le siège de toutes nos facultés, il commande tous nos actes et reçoit toutes nos impressions.

» 2° Il se compose d'un ensemble d'organes préposés à nos différentes facultés et chacun d'eux est d'autant plus volumineux que la faculté correspondante est elle-même plus développée.

» 3° La cavité crânienne se moule sur la surface de l'encéphale qui l'emplit exactement et reproduit ses inégalités en autant de saillies ou *bosses osseuses*, chacune d'autant plus marquée que l'organe sous-jacent est lui-même plus volumineux.

» 4° Il est donc possible, par l'examen et la connaissance de ces bosses, de déterminer le degré de développement de nos différentes facultés, de nos penchants, de nos aptitudes, etc., de faire en un mot de la physiologie intellectuelle ; » *c'est l'objet de la phrénologie.*

Ces principes de la phrénologie ont certainement quelque chose de séduisant tout d'abord, mais il faut constater qu'ils sont, pour la plupart, inexacts au double point de vue de l'anatomie et de la physiologie.

Il est faux, en effet, que l'encéphale soit composé d'un vaste ensemble d'organes plus ou moins distincts, mais bien de deux organes : la *cellule nerveuse*, élément actif et le *tube nerveux*, élément passif. De plus, l'encéphale n'emplit point exactement et complètement la cavité crânienne ; et cette boîte est ossifiée et partant épaisse et très résistante dans toute son étendue, alors que la plupart des facultés sont encore rudimentaires. Il est donc faux de dire que la boîte crânienne se moule exactement sur la surface de l'encéphale pour en reproduire les inégalités.

D'autre part, au point de vue physiologique, s'il est vrai d'une manière générale, tous les cas pathologiques exceptés, que le développement de nos facultés est proportionnel à celui de l'encéphale, il est également vrai qu'une faculté est d'autant plus active, plus étendue qu'elle est plus et mieux exercée ; l'éducation de nos facultés est donc aussi une cause essentielle de leur développement.

En résumé, du temps de Gall, on ne connaissait point encore la structure ou l'anatomie du cerveau et encore moins sa physiologie ou ses fonctions ; les découvertes de ces sciences sont venues, presque toutes, contredire les propositions de la phrénologie ; ainsi, le cervelet n'est point l'organe des instincts, que Gall appelle improprement facultés animales, mais bien celui de la coordination, de l'équilibre des mouvements. La phrénologie est donc une série d'affirmations sans preuves ; néanmoins nous reconnaissons que son auteur a rendu un réel service en provoquant un courant d'études sérieuses d'où sont nées la *question des localisations cérébrales* et surtout l'*anthropologie.*

L'anthropologie peut être définie : étude de l'homme physique et moral, dans ses rapports avec les espèces animales contemporaines, son évolution à travers les âges et la formation des races.

Système nerveux dans la série animale. — Dans toute l'échelle animale, depuis l'homme jusqu'au mollusque, le système nerveux présente la même composition anatomique : la cellule nerveuse et le tube nerveux, et aussi la même structure : des centres nerveux et des nerfs.

Dans le puissant embranchement des vertèbrés, le système nerveux comprend, comme nous l'avons vu chez l'homme : 1° Un axe central ou cérébro-spinal logé dans la cavité crânienne et le canal vertébral et les nombreux cordons ou nerfs qui en naissent ; c'est le système nerveux de la vie animale ou de relation ; 2° le système nerveux du grand sympathique dont la chaîne ganglionnaire est située de chaque côté de l'axe du corps, dans la profondeur du cou, du thorax et de l'abdomen ; c'est le système nerveux de la vie organique ou végétative.

L'ensemble du système nerveux chez les mammifères offre la plus grande analogie de forme et de structure avec ce que nous avons vu chez l'homme ; néanmoins, la masse de l'encéphale y est relativement moins abondante, ses hémisphères cérébraux moins volumineux, les circonvolutions cérébrales de moins en moins nombreuses et profondes à mesure qu'on descend dans la classe des mammifères.

Dans la classe suivante, celle des oiseaux, la masse relative de l'encéphale est moindre encore, sa structure moins complexe, ses hémisphères cérébraux dépourvus de circonvolutions et le cervelet réduit à son lobe moyen.

Il en est de même chez les reptiles, les batraciens et les poissons. De plus, chez tous ces animaux, les deux systèmes nerveux, celui de la vie de relation et celui de la vie organique, en se simplifiant peu à peu, tendent à se fusionner, c'est-à-dire à ne former qu'un système général.

Dans la grande division des invertébrés, là où manque le canal céphalo-rachidien, chez les crustacés, les insectes, les annélides, etc., la fusion des deux systèmes nerveux est complète; toutefois chaque système conserve ses attributions particulières. Le système nerveux général de tous ces invertébrés forme tout le long du corps, parallèlement à l'appareil digestif, une série ganglionnaire plus ou moins développée: de chaque ganglion nerveux naissent de nombreux petits rameaux qui se portent, quelques-uns aux ganglions voisins, les autres à toutes les parties du corps. Tantôt ces ganglions sont distincts, symétriques et disposés par paires de chaque côté de l'axe du corps; tantôt nous les voyons se rapprocher, se confondre pour ne plus former, dans un certain nombre d'espèces, qu'une chaîne ganglionnaire unique et médiane.

Le système nerveux des zoophytes est réduit à un seul ganglion nerveux, en forme d'anneau, de la périphérie duquel naissent les nerfs. Les espèces inférieures de cet embranchement ne présentent plus la moindre trace de système nerveux, ou même de tissu nerveux. Dans ces derniers échelons de la série animale, il n'y a plus de *tissus distincts*.

Instinct. Intelligence. — L'activité vitale, chez les animaux et l'homme, comprend un ensemble de faits, d'actes, de mouvements qui doivent être groupés sous trois chefs distincts: *activités végétative*, *animale*, *intellectuelle*.

L'*activité végétative* embrasse tous les mouvements, tous les actes accomplis dans les organes, dans les appareils, les tissus, le corps tout entier: tels sont les mouvements de la digestion, des sécrétions glandulaires, de la circulation, de la respiration elle-même, etc. Tous ces actes ont pour but la nutrition de l'individu et sont sous la dépendance exclusive du système nerveux grand sympathique.

L'*activité animale* se compose de l'ensemble des mouvements qui mettent l'homme et l'animal en rapport soit avec lui-même soit avec le monde extérieur où il vit. Elle se compose successivement : 1° des phénomènes de sensibilité (sensations) qui nous donnent l'impression, la notion de nous-même et des objets qui nous entourent ; 2° des impulsions motrices qui résultent immédiatement de la sorte d'ébranlement produit par les impressions transmises au cerveau ; 3° enfin des mouvements succédant à ces impulsions et proportionnels à leur intensité. Cette activité animale, commune à l'homme et aux animaux, ressortit aux deux hémisphères cérébraux, formant ensemble l'*appareil cérébral* qui, seul, en effet, reçoit les impressions venues des différentes parties de l'individu ou du dehors et les transforme successivement en sensations, puis impressions motrices et enfin mouvements volontaires.

C'est ici le lieu de parler de l'*instinct;* il consiste en une impulsion qui porte l'enfant nouveau-né et les animaux à accomplir une foule d'actes, de mouvements, etc. *spontanément*, c'est-à-dire sans *réflexion*. L'instinct est une fonction variable d'une espèce animale à l'autre, mais immuable dans chaque espèce. Il est, dans la série animale, proportionnel au degré de développement et de perfection de l'organisme : c'est ainsi que l'instinct du lapin est moins développé que celui du ruminant et l'instinct de ce dernier moins que celui du chien.

L'instinct a pour but la nutrition, la conservation de l'individu et de l'espèce. C'est grâce à l'instinct que les animaux savent choisir, sans se tromper, parmi les productions si variées du sol, ce qui convient à leur alimentation et éviter ce qui leur est nuisible ; c'est encore grâce à l'instinct que beaucoup émigrent périodiquement, ou se réunissent en véritables associations pour travailler à la conservation commune.

Enfin l'*activité intellectuelle* comprend un ensemble d'opérations dites *intellectuelles*, *intelligence*. L'intelligence est la faculté de connaître, c'est-à-dire de percevoir, de comprendre, de comparer, de juger ; elle comprend l'attention, la mémoire, l'imagination, la raison et la conscience.

L'intelligence est une fonction dont la substance grise superficielle des hémisphères cérébraux est l'organe immédiat et l'âme, la force active, le moteur, le principe.

Sommeil. — On nomme sommeil le repos plus ou moins complet des activités animale et intellectuelle. Ces deux activités qui nous font connaître, la première, le monde extérieur ou physique, tandis que l'autre nous transporte dans le domaine de l'abstrait, dans la sphère de l'idéation, comme disent les physiologistes ; ces deux activités, dis-je, sont intermittentes, comme tous les phénomènes nerveux ; à la période de travail des appareils nerveux de la vie animale et de la vie intellectuelle succède la fatigue, l'épuisement ; alors vient le *repos* ou *sommeil*, dans le cours duquel la vie végétative ou de nutrition, qui ne sommeille jamais, elle, continue d'apporter à l'appareil cérébral épuisé l'aliment, la force qui lui manque ; elle l'y accumule pour la *veille* suivante.

Nous ne devons donc point nous étonner de voir que le besoin et la durée du sommeil sont proportionnels à l'intensité des activités animale et intellectuelle. D'autre part, la quantité nécessaire de sommeil varie avec l'âge, les professions, les tempéraments, etc.

La privation du sommeil amène rapidement un affaissement, un véritable anéantissement de notre individu et enfin la mort. L'abus du sommeil rend lourd, paresseux et obèse.

On nomme *somnanbulisme naturel* l'état d'une personne qui, pendant le sommeil naturel, se lève, se promène, lit, écrit, compose, marche sur les toits, puis se réveille sans avoir conscience dans la plupart des cas de ce qui s'est passé.

Ce somnambulisme est un état nerveux passager, constitué par l'exaltation prodigieuse de l'activité intellectuelle et notamment de la mémoire et de l'imagination. C'est une sorte d'illumination de l'esprit dans laquelle la mémoire retrace au somnambule et avec une énergie frappante, ses idées, ses préoccupations de la veille, pendant que, de son côté, l'imagination lui représente très clairement le théâtre de ses travaux ou les objets qui lui sont familiers. Il est tellement *absorbé* que si nous l'interrogeons sur le sujet qui le fait agir, il nous entend, il nous répond, tandis que si nous lui parlons de toute autre chose, il n'entend ni ne répond.

Il est d'autres genres de sommeil, *artificiel ou provoqué :*

1° Celui qui succède à l'administration de certaines substances, l'opium et ses nombreux dérivés, le protoxyde d'azote, l'éther, le chloroforme, etc. Le sommeil produit par ces trois dernières substances s'accompagne d'une remarquable insensibilité à la douleur et qu'on nomme *anesthésie*. Les chirurgiens provoquent ce sommeil anesthésique, lorsqu'ils doivent pratiquer quelque opération douloureuse ; celle-ci terminée, le malade se réveille tout doucement sans avoir conscience de ce qui s'est passé.

2° En 1840, Braid, médecin anglais, découvrit, en étudiant les procédés du *Mesmérisme* ou *magnétisme animal*, un moyen très simple de produire un sommeil profond, accompagné ordinairement aussi d'insensibilité à la douleur. Pour amener cet état, il suffit de tenir le sujet immobile, puis de placer devant ses yeux et un peu au-dessus, à 20 ou 30 centimètres du front, un objet brillant sur lequel il concentrera sa vue et son attention. Bientôt les yeux rougissent, quelques larmes s'écoulent, le regard devient fixe; alors, on ferme doucement, les paupières avec le pouce et l'index, et le sujet, bien disposé, s'endort. Ce procédé se nomme *hypnotisme* et le sommeil, *sommeil hypnotique.*

On a voulu l'utiliser, comme le précédent, mais sans succès réel, dans la pratique des opérations chirurgicales douloureuses.

3° Enfin mentionnons le *sommeil magnétique*, qui a quelque rapport avec le précédent; il n'est point dû, comme on le croit, aux passes du magnétiseur qui ne sont que purs artifices, ni à la concentration sur le sujet d'un fluide magnétique imaginaire, mais seulement à l'*émotion intense* que détermine sur les tempéraments nerveux la présence du magnétiseur.

GRANDES CAVITÉS DU CORPS

Il existe, chez nous, des organes dont la moindre lésion amènerait soit des troubles profonds, soit une mort immédiate ; aussi voyons-nous chaque organe abrité en raison de son importance et de sa susceptibilité en face de la multitude d'agents vulnérants au milieu desquels nous vivons. Les grosses artères, les troncs veineux et les nerfs volumineux sont situés profondément dans l'épaisseur des tissus mous ; et, assez souvent, placés côte à côte, ces trois groupes d'organes sont protégés par les couches musculaires ; ainsi dans le membre supérieur, les troncs nerveux et vasculaires sont cachés profondément sous l'aisselle, tendent vers la face interne du bras pour passer au-devant du coude ; dans le membre inférieur, les organes semblables longent la partie interne et profonde de la cuisse, se portent en arrière vers le jarret et plongent dans la profondeur du mollet, évitant partout la superficie du corps et les régions les plus exposées aux coups, blessures, etc.

Quant aux viscères, ils sont tous logés dans de grandes cavités, merveilleusement disposées pour les fonctions des organes qu'elles protègent. Ces cavités sont au nombre de trois : **crânienne, thoracique** et **abdominale**.

Cavité crânienne. Elle loge l'encéphale et ses enveloppes. Elle est divisée, sur la ligne médiane, en deux parties égales, symétriques, logeant chacune une moitié de l'encéphale. A sa face inférieure, elle possède de nombreuses ouvertures par lesquelles passent les nerfs crâniens, les artères et les veines de l'encéphale.

Cavité thoracique. Elle est divisée par un plan médian en deux parties distinctes et sans communication, chez l'homme ; ce sont les deux *cavités pleurales*, logeant chacune un poumon et ainsi nommées parce qu'elles sont tapissées, dans toute leur étendue, et limitées chacune par une membrane séreuse, nommée *plèvre*. Le cœur et l'origine des gros vaisseaux sont aussi logés dans la cavité thoracique ou poitrine, vers la partie moyenne et entre les deux poumons.

Cavité abdominale, abdomen ou ventre. — C'est la plus grande de toutes les cavités du corps ; elle s'étend de la base de la poitrine dont la sépare le muscle diaphragme jusqu'au fond du bassin. Cette cavité loge l'estomac, la masse intestinale, le foie, la rate, le pancréas, les deux reins, la vessie, etc.

L'abdomen est divisé en plusieurs régions de la manière suivante : d'abord en trois zones horizontales par deux plans *fictifs*, horizontaux et parallèles qui passeraient l'un, au-dessous des fausses côtes, l'autre au-dessus des crêtes iliaques des os du bassin. Puis, on trace, par la pensée, deux lignes verticales qui partent l'une et l'autre, de chaque côté, de l'épine iliaque antérieure et supérieure, et se dirigent vers les aisselles en rencontrant les trois lignes horizontales précédentes, de façon à diviser chaque zone en trois régions.

La zone supérieure comprend, au milieu, le *creux épigastrique* ; à droite et à gauche, les *hypocondres*. La zone moyenne comprend, au milieu, la *région ombilicale*, ainsi nommée à cause de la dépression de l'ombilic ou nombril, à droite et à gauche, les *flancs*. Enfin la zone inférieure comprend, au milieu, la *région hypogastrique* et, des deux côtés, les *régions ou fosses iliaques*.

Le bassin, terminant inférieurement l'abdomen, s'étend au-dessous de cette dernière zone jusqu'à la région de l'anus.

SYSTÈME DE LA CIRCULATION : CŒUR, ARTÈRES, VEINES, VAISSEAUX CAPILLAIRES, VAISSEAUX LYMPHATIQUES.

Le sang circule à travers le corps le long de canaux qu'on nomme *artères*, *veines* et *capillaires*.

Pour bien comprendre la structure du corps humain, on

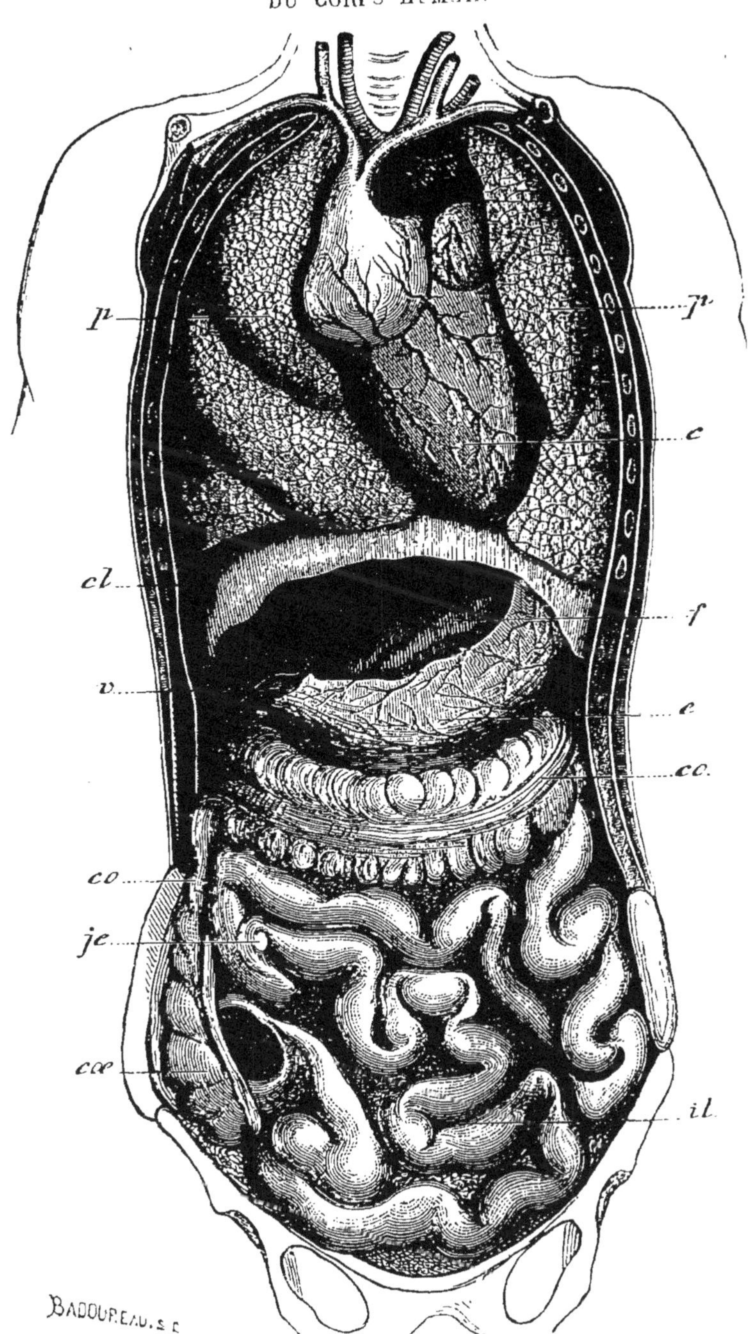

Fig. 11. — Cavités thoracique et abdominale de l'homme montrant les principaux viscères qui y sont contenus. — p. p. poumons. — c cœur. —

d. diaphragme. — *f.* foie. — *v*, vésicule biliaire. — *e*, estomac. — *je*, jéjunum. — *il*, iléon. — *cæ*, cæcum. — *co*. côlon ascendant et côlon transverse.

peut comparer celui-ci et avec raison à une merveilleuse machine très complexe. Comme celle-ci, il est composé d'un vaste ensemble de parties distinctes nommées *organes ;* ces nombreux organes, groupés par similitude de nature et de fonction, forment un certain nombre de *groupes organiques* concourant à la même fonction générale : ce sont autant *d'appareils*.

Plusieurs appareils, réunis pour une fonction plus étendue encore, forment un *système*, et l'ensemble de tous les systèmes organiques, concourant au même but, constitue cette merveilleuse machine humaine dont la fonction supérieure se nomme la **vie**.

On nomme système de la circulation l'ensemble des appareils destinés à la circulation du sang. Il comprend :

Le cœur. — Le cœur est l'organe central de la circulation : c'est une sorte de gros muscle creux, logé dans un sac de nature fibreuse et appelé **péricarde**. Le cœur a à peu près la forme d'un cône et le volume du poing. Il est situé dans la cavité thoracique, entre les deux poumons, le sommet dirigé en bas vers la gauche et incliné de telle sorte que sa pointe bat à gauche du sternum, entre cet os et le sein, dans le cinquième espace intercostal.

Le cœur est divisé en deux parties distinctes sans communication aucune : la moitié gauche, appelée parfois cœur gauche, est destinée à la circulation artérielle ou du sang rouge ; la moitié droite, appelée aussi cœur droit, est destinée à la circulation veineuse ou du sang noir.

Chacune de ces moitiés se subdivise, à son tour, en deux loges formant : pour le cœur gauche, l'oreillette gauche et le ventricule gauche ; pour le cœur droit : l'oreillette droite et le ventricule droit. Les deux oreillettes sont situées en haut et forment la base du cœur ; les deux ventricules, plus étendus, représentent la plus grande partie du cœur et, situés au-dessous des oreillettes, ils se terminent au sommet ou pointe du cœur.

L'oreillette et le ventricule du même côté sont séparés par une sorte de cloison mobile, musculo-fibreuse et qui, dans les mouvements du cœur, établit ou interrompt, tour à tour, la communication entre l'oreillette et le ventricule; cette cloison mobile se nomme *valvule auriculo-ventriculaire.*

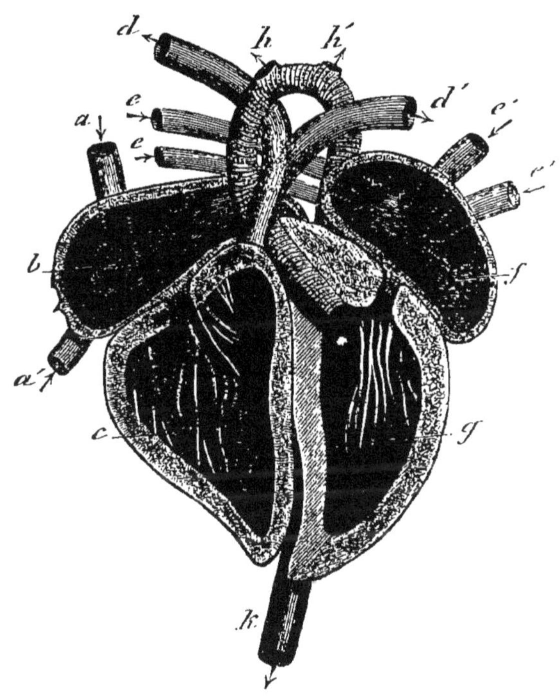

Fig. 12. — Coupe verticale du cœur de l'homme montrant les quatre cavités, l'origine des principaux vaisseaux et les valvules. — *a. a'*, veines caves supérieure et inférieure. — *b*, oreillette droite. — *c*, ventricule droit. — *d. d'*. artères pulmonaires. — *e. e. e', e'e* veines pulmonaires. — *f*, oreillette gauche. — *g*, ventricule gauche. — *h. h'*, crosse de l'aorte. — *k*, aorte descendante.

Artères. — Les artères sont des canaux à *parois épaisses, très élastiques, très contractiles et à ramifications divergentes.* Elles sont composées de trois tuniques ou membranes superposées: l'extérieure, lâche, mince et extensible, est surtout composée de tissu cellulaire; l'interne, très mince et très unie, paraît de nature séreuse; enfin la moyenne, la plus épaisse, la plus importante, est celle qui donne aux artères leurs caractères spéciaux : elle est composée de tissu élastique et de tissu musculaire ; et voilà pourquoi les artères sont élastiques et contractiles.

Du ventricule gauche, naît une grosse, longue et volumineuse artère nommée **aorte**; c'est l'origine commune des artères de tout l'organisme, les poumons exceptés. Après sa naissance, elle se dirige en haut et en arrière des poumons, arrivée vers la partie supérieure de la cavité thoracique, elle se recourbe en arrière, formant ainsi la *crosse de l'aorte ;* puis elle descend le long de la colonne vertébrale, vers la base de la poitrine où elle traverse le diaphragme, pénètre dans la cavité abdominale, toujours accompagnant la colonne vertébrale jusqu'à l'entrée du bassin où elle se bifurque pour former deux grosses branches nommées **artères iliaques primitives.** Ces artères contournent la partie supérieure et interne du bassin et s'y divisent en deux branches : **l'iliaque interne et l'iliaque externe.** L'iliaque interne s'épuise dans le bassin, l'iliaque externe, plus importante, pénètre dans la cuisse, où elle prend le nom **d'artère fémorale** qui longe la cuisse en dedans, arrive au jarret où elle se nomme **artère poplitée.** En pénétrant dans la jambe cette dernière se divise en **artère péronière et artère tibiale antérieure.** La tibiale antérieure, la plus importante, longe toute la jambe, pénètre dans le pied où elle prend le nom **d'artère pédieuse,** qui se termine à la plante du pied en **plantaire interne et plantaire externe,** lesquelles vont enfin former les **artères collatérales** des orteils.

Dans ce long trajet, l'aorte a donné naissance à de nombreuses branches collatérales dont voici les plus importantes : les deux **artères coronaires** qui se distribuent aux parois du cœur ; l'**artère sous-clavière gauche,** la **carotide primitive gauche** et le **tronc brachio-céphalique** qui va lui-même se diviser bientôt en **artère sous-clavière droite** et **artère carotide primitive droite.** Ces trois troncs artériels naissent de la crosse de l'aorte.

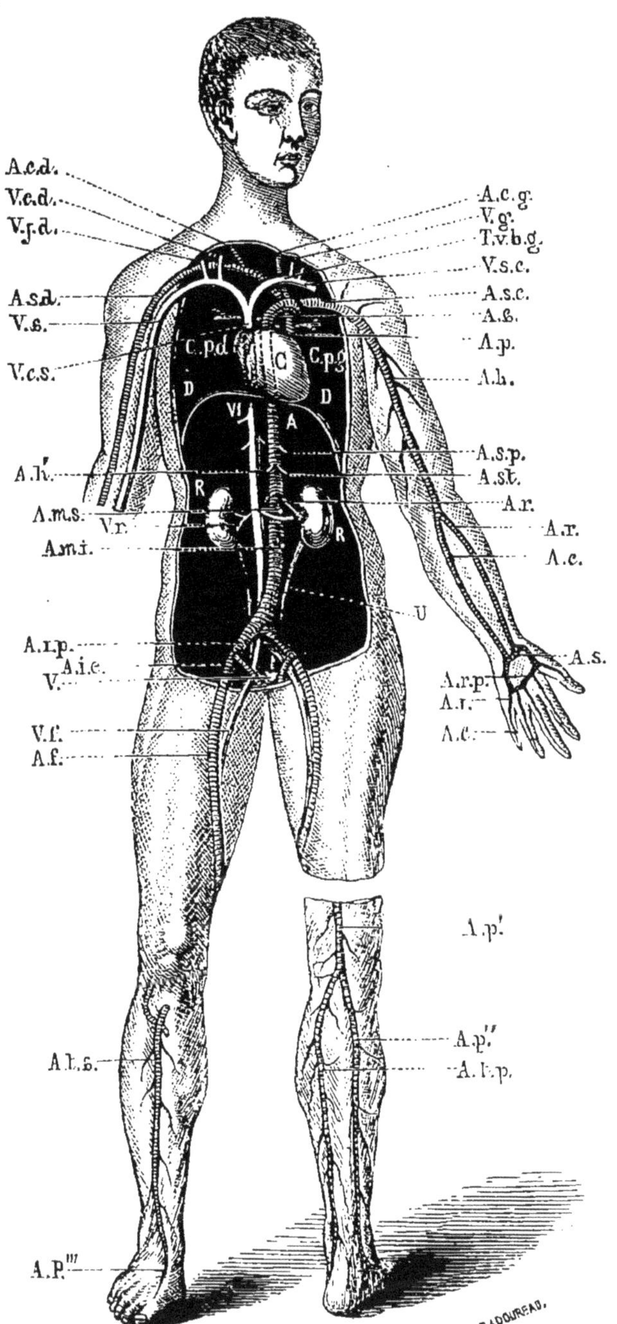

Fig. 13. — Systèmes artériel et veineux. — c, cœur, logé dans la poitrine

séparée elle-même en deux cavités distinctes. — *c. p. d*, cavité pleurale droite. — *c. p. g*, cavité pleurale gauche. — *a. a.* et *a*, aorte, née de la base du cœur, se contournant pour former la crosse et descendre de la poitrine vers la cavité abdominale. — *a. p.* artère pulmonaire. — *a. c. d.* artère carotide primitive droite. — *a. c. g.* artère carotide primitive gauche. — *a. s. c*, artère sous-clavière gauche. — *a. s. d*, artère sous-clavière droite se continuant par l'artère axillaire. — *a. h*, artère humérale se bifurquant au coude pour former : — *a. r.* artère radiale qui donne ordinairement le pouls, — et *a. c.* artère cubitale. Ces deux artères forment dans la main : *a. s. a. r. p.* et *a. c*, arcades palmaires superficielle et profonde et les collatérales des doigts. — *a. s. p.* artère splénique. — *a. s. t.* artère stomachique. — *a. h*, artère hépatique. — *a. m. s.* artère mésantérique supérieure. — *a. r'*, artères rénales. — *r. r.* reins. — *u.* uretères. — *v.* vessie. — *a. m. i.* artères mésentérique inférieure. — *a. i. p.* artère iliaque primitive, résultant de la bifurcation. — *a. p*, artère poplitée se bifurquant au jarret pour former dans la jambe : — *a. p''*. artère péronière. — *a. t. p*, artère tibiale postérieure. — *a. t. a.* artère tibiale antérieure. — *a. p'''*. artère pédieuse, etc. — *v. c. d.* veine carotide primitive droite. — *v. j. d*, veine jugulaire droite. — *v. s. c.* et *v. a.* veine axillaire et sous-clavière droite. Toutes ces veines forment par leur réunion le tronc veineux brachio-céphalique droit. — *v. g*, veine carotide primitive gauche. — *v. s. c*, veine sous-clavière. — *t. v. b. g*, tronc veineux brachio-céphalique gauche formé comme le droit avec lequel il constitue la veine cave supérieure. — *v. c. s.* qui reçoit le sang veineux de toute la partie sous-diaphragmatique du corps pour le verser dans l'oreillette droite. — *d. d*, diaphragme. — *v. r*, veines rénales. — *v. f.* veine fémorale, etc., etc. — *v. i.* veine cave inférieure, volumineuse, recevant le sang veineux de toute la partie sous-diaphragmatique du corps pour le porter également dans l'oreillette droite.

Les deux artères sous-clavières, droite et gauche, sont destinées au membre supérieur correspondant, que chacune parcourt d'ailleurs dans toute son étendue en portant successivement les noms d'**artère axillaire**, dans le creux de l'aisselle, **artère humérale** le long du bras, face interne ; au pli du coude, l'artère humérale se bifurque et forme l'**artère cubitale** qui se distribue à la partie interne de l'avant-bras et de la main, et l'**artère radiale** qui se distribue à la partie externe de l'avant-bras et de la main ; et toutes deux vont enfin former les **collatérales des doigts**.

Les deux carotides montent sur les parties latérales du cou, se bifurquent en haut en **carotide externe** destinée au cou et aux parties superficielles et profondes de la face et en **carotide interne**, qui pénètre dans la cavité crânienne pour se distribuer à l'encéphale.

Dans le thorax, l'aorte fournit les **artères intercostales**, naissant à droite et à gauche de l'aorte thoracique pour accompagner chacune la côte correspondante.

Dans l'abdomen, l'aorte fournit l'**artère splénique** à la rate, l'**artère hépatique** au foie, les deux **artères sto-**

machiques à l'estomac, **l'artère mésentérique supérieure** à l'intestin grêle et au gros intestin, l'**artère mésentérique inférieure** au reste du gros intestin, les deux **artères rénales** aux reins, etc.

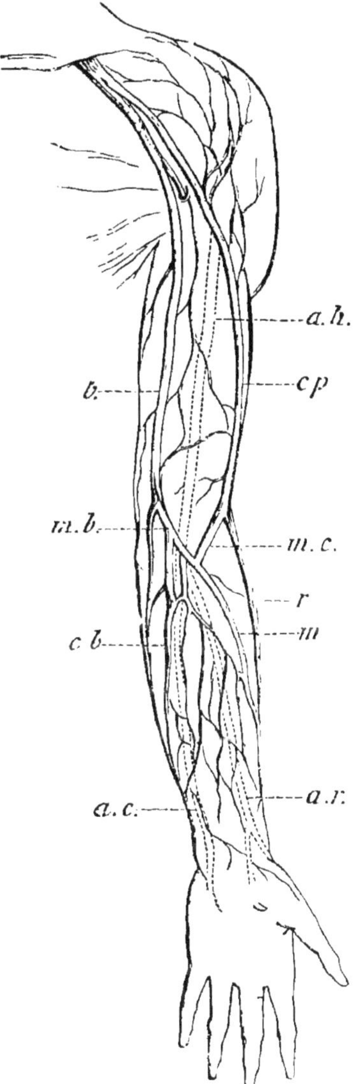

Fig. 14. — Veines superficielles du membre supérieur. — *ah*, artère humérale. — *ac*, artère cubitale. — *ar*. artère radiale. — *cp*, veine céphalique. — *mc*, veine basilique. — *mb*, veine médiane basilique. — *cb*, veine cubitale. — *r*, veine radiale.

Toutes ces artères se divisent et se subdivisent à l'infini pour distribuer le sang artériel dans toutes les parties du corps.

Veines. — Les veines sont des conduits sanguins à *ramifications convergentes ;* elles sont formées de parois moins épaisses, moins élastiques et moins contractiles que celles des artères. Comme ces dernières, elles sont formées de trois tuniques superposées : la tunique externe, cellulaire ; l'interne, mince et lisse comme celle des artères, forme de place en place des replis ou petits sacs dont l'ouverture est dirigée vers le cœur et nommés **valvules**. La tunique moyenne est moins épaisse quoique de même nature que sa correspondante des artères et par conséquent moins élastique et moins contractile.

De tous les points du corps naissent, en nombre infini, des veinules très petites qui, dans chaque organe, dans chaque tissu, dans chaque région, convergent pour former les veines. Celles-ci sont au moins moitié plus nombreuses que les artères; les unes sont *superficielles*, c'est-à-dire rampent directement sous la peau, comme on le voit surtout sur les mains, les avant-bras, les pieds, les jambes et le visage des individus maigres ou âgés. Les autres veines, plus nombreuses, sont *profondes ;* elles accompagnent les artères, ordinairement au nombre de deux par artère jusqu'aux coudes et aux genoux. A partir de là, elles ne forment plus qu'une grosse veine *portant le même nom en général que l'artère qu'elle accompagne.* Ces veines convergent toujours à mesure qu'elles approchent du cœur, devenant ainsi de moins en moins nombreuses et de plus en plus grosses pour se résoudre finalement en deux gros troncs veineux nommés les **veines caves**; l'une, supérieure ou descendante, *ramène le sang de toute la partie sus-diaphragmatique du corps ;* l'autre, inférieure ou ascendante, *ramène le sang de toute la portion sous-diaphragmatique du corps.* Puis, les deux veines caves se dirigent vers le cœur et vont s'ouvrir, toutes deux, dans l'oreillette droite.

Vaisseaux capillaires. — Dans toute l'étendue du corps, succèdent immédiatement aux dernières et fines ramifications de l'arbre artériel et sans démarcation apparente, une quantité infinie de vaisseaux d'une petitesse extrême ; ce sont les vaisseaux capillaires.

Ces capillaires sont, en partie notable, le théâtre des phénomènes intimes de la nutrition des tissus. C'est là que le sang rouge après avoir accompli son rôle, s'être dépouillé de son apport nutritif et d'une partie de son oxygène, se charge des déchets organiques ou éléments usés des tissus et devient *sang noir ou veineux.*

Enfin des confins du vaste réseau des capillaires, naissent les premières radicules veineuses. Les capillaires sont donc interposés entre le cœur et les artères d'une part et les veines d'autre part, pour constituer *le système fermé de la grande circulation.*

Vaisseaux lymphatiques. — On nomme ainsi des

vaisseaux à parois transparentes, incolores et à *ramifications convergentes comme les veines*. Nés de la superficie du *derme*, de la surface de tout le *tube digestif* et d'un grand nombre d'*autres organes*, ils vont porter dans le *système veineux* le *chyle* et la *lymphe* qu'ils contiennent. Les vaisseaux lymphatiques se résolvent finalement en deux canaux: le **canal thoracique,** qui s'ouvre dans la veine sous-clavière gauche, et la **grande veine lymphatique**, qui s'ouvre dans la veine sous-clavière droite. Les *ganglions lymphatiques* sont des renflements glandulaires, situés sur le parcours des vaisseaux de même nom et servant à l'élaboration du fluide que contiennent les vaisseaux lymphatiques.

APPAREIL DE LA CIRCULATION PULMONAIRE

Du ventricule droit naît une grosse, volumineuse mais courte artère, c'est l'**artère pulmonaire**, qui se bifurque bientôt pour se porter aux deux poumons dans toute l'étendue desquels elle se distribue.

Des dernières ramifications de l'artère pulmonaire dans les poumons, c'est-à-dire de tous les points de ces organes, naissent des vaisseaux très petits qui, convergeant peu à peu, vont former à leur sortie des poumons les quatre **veines pulmonaires**, deux pour chaque poumon, veines qui recueillent de ces organes et apportent à l'oreillette gauche du cœur le sang vivifié ou rouge. Tel est l'appareil de la petite circulation.

PETITES NOTIONS MÉDICALES.

Il arrive parfois que le sang brise les parois des vaisseaux artériels de petit calibre dans l'épaisseur des poumons ou de l'encéphale et se répand dans ces tissus qu'il comprime et déchire ; c'est **l'apoplexie pulmonaire** ou **cérébrale**, affection ordinairement très grave. Ou bien, au contraire, les parois des artères s'altèrent sur quelque point de leur trajet, perdent leur ressort, et la partie altérée se distend d'une façon exagérée sous l'action de la tension ou pression sanguine en formant une sorte de poche dans laquelle le sang

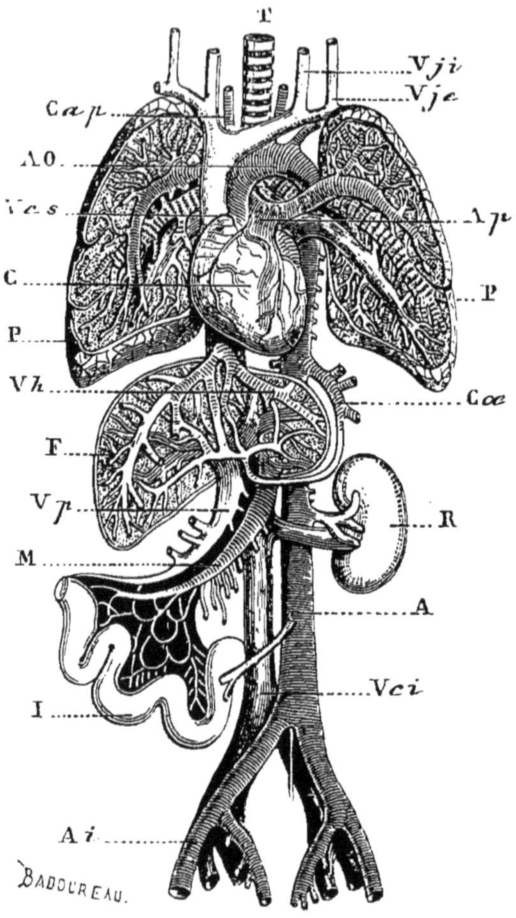

Fig. 15. — Ensemble du système circulatoire. — C, cœur. — P, P, poumons. — Ao. crosse de l'aorte. — Cap, carotide primitive. — Ap, artère pulmonaire et ses ramifications. — Ves, veine cave supérieure. — Vji, veine jugulaire interne. — Vjo, veine jugulaire externe. — A, aorte descendante. — Ai, artère iliaque primitive. — Cœ, tronc cœliaque. — R, rein montrant l'artère et la veine rénale, — M, mésentérique supérieure qui se distribue dans l'intestin I. — Vci, veine cave inférieure. — Vp, veine porte et ses ramifications dans le foie. — Vh, veines sus-hépatiques qui se jettent dans la veine cave.

arrive comme l'eau dans un tournant ; c'est **l'anévrysme.** Cette poche anévrysmale, formée d'une paroi sans grande résistance, peut se rompre, se crever par le fait de la pression du sang et l'on aura une rupture d'anévrysme, *accident immédiatement mortel*, lorsqu'il intéresse une artère volumineuse.

La circulation dans le système veineux s'appelle aussi *circulation en retour*, parce qu'elle ramène au cœur le sang parti du cœur. Or il arrive souvent qu'elle s'effectue difficilement dans les membres inférieurs, chez les personnes ordinairement immobiles ou debout; alors le cours du sang s'y ralentit, les veines se gonflent, se distendent peu à peu pour rester ainsi définitivement et former les **varices**.

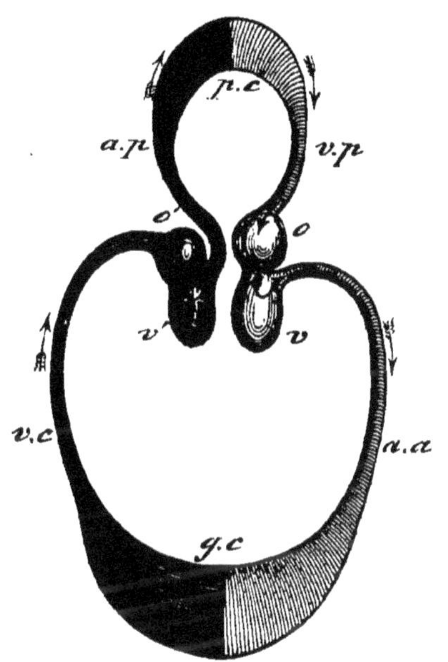

Fig. 16. — Schéma représentant la grande et la petite circulation.

CIRCULATION

La circulation, découverte par Harvey au commencement du XVIIe siècle, consiste dans le mouvement incessant du sang dans le vaste système que nous venons de décrire. Étudions-la successivement dans le cœur, les artères, les veines et les vaisseaux capillaires.

Circulation du cœur. — L'action contractile et impulsive du cœur est intermittente, comme toute contraction musculaire ; elle s'étend progressivement et successivement de la base vers la pointe : les oreillettes se contractent simultanément, se durcissent, se resserrent effaçant ainsi leur cavité en chassant vers les ventricules le sang qui les remplit ; telle est la *systole auriculaire* ou contraction simultanée des deux oreillettes. Puis celles-ci se relâchent aussitôt et leur cavité reparaît pour s'emplir de nouveau ; c'est la *diastole auriculaire* ou repos des oreillettes.

Pendant la systole des oreillettes, les ventricules ; à ce moment en repos, s'emplissent ; mais à l'instant où les oreillettes vides se relâchent, les ventricules, remplis, entrent simultanément en contraction ; c'est-à-dire se durcissent, se resserrent effaçant leur cavité pour chasser dans l'aorte et dans l'artère pulmonaire le sang qui les remplit; telle est la *systole ventriculaire*. C'est à cet instant que le cœur se porte en avant et que sa pointe vient frapper la paroi thoracique pour y produire le *battement du cœur* ou la *pulsation cardiaque* dans le cinquième espace intercostal et en dedans du sein. Puis les ventricules se relâchent, se reposent, s'emplissent ; c'est *la diastole ventriculaire*. Voilà la description d'une révolution complète du cœur.

Le sang afflue de nouveau aux oreillettes pour provoquer des révolutions identiques et ainsi de suite jusqu'à la mort, chaque battement du cœur correspondant à une révolution.

En général, le nombre des pulsations ou révolutions cardiaques, dans un temps donné, diminue dans la série animale à mesure que les dimensions du corps augmenten d'une espèce à l'autre :

Écureuil adulte. . .	320	pulsations	par minute.
Lapin — . . .	150	—	—
Enfant d'un an. . .	120	—	—
Homme.	70	—	—
Cheval	30	—	—
Requin	7	—	—

Circulation artérielle. — Le sang lancé dans les deux gros troncs artériels (aorte et artère pulmonaire) par ondées à chaque contraction ou systole ventriculaire, circule dans tout *l'arbre artériel* de chacun de ces troncs en vertu : 1° des mêmes contractions ventriculaires, impulsives et successives, une ondée chassant l'autre, 2° de l'élasticité et de la contractilité des parois des artères qui, se dilatant à chaque *poussée,* reviennent ensuite sur elles-mêmes et chassent ainsi le sang.

Pouls. — On nomme pouls la sensation de brusque soulèvement qu'éprouve le doigt comprimant légèrement une artère qui passe au-devant d'une surface osseuse. On sent fort bien le pouls sur l'artère radiale au-dessus du poignet, là enfin où elle repose sur la face antérieure et plane du radius.

Le pouls nous fait connaître et apprécier l'impulsion du cœur et la façon dont s'effectue la circulation artérielle.

Dans chaque espèce animale, le pouls présente son maximum de fréquence à la naissance, diminue progressivement à mesure que l'âge augmente, offre son minimum de fréquence à l'âge adulte, alors que le corps a acquis tout son développement, et tend à réaugmenter dans la vieillesse. Nous venons de voir, plus haut, qu'en général la fréquence des révolutions cardiaques est en raison inverse des dimensions ou du poids du corps dans la série des espèces animales. Telle est la loi des *variations du pouls* dans l'état de santé ou physiologique.

Mais il présente, en outre, de nombreuses variations d'un autre ordre, toutes dues à des troubles de la santé; ce sont les *variations pathologiques*. Elles intéressent la fréquence, la force ou le rhythme du pouls.

La *fréquence* du pouls diminue dans quelques maladies du foie et du cerveau ; elle augmente dans la presque totalité des maladies, mais particulièrement dans les maladies aiguës, c'est-à-dire accompagnées de fièvre ; dans ces cas, l'élévation de la fièvre et, par conséquent, la gravité de la maladie sont en raison du nombre des pulsations, qui indiquent une terminaison ordinairement mortelle lorsque, chez l'adulte, elles atteignent le chiffre de cent cinquante à cent soixante, par minute.

On dit du pouls qu'il est *fort* quand ses battements sont eux-mêmes fort intenses. La force du pouls est plus grande surtout chez les fortes constitutions, les tempéraments sanguins et dans les fièvres de moyenne intensité. Elle est moindre, au contraire, chez les convalescents, les constitutions faibles et les autres tempéraments.

On dit du pouls qu'il est bien *rhythmé,* quand ses pulsations sont parfaitement égales et séparées par des intervalles eux-mêmes bien égaux. Ce rhythme est altéré particulièrement dans les maladies du cœur, surtout lorsqu'elles intéressent ses *valvules;* alors selon les cas, il est irrégulier, inégal, intermittent, rebondissant, etc.

Circulation dans les capillaires. — A mesure que le sang artériel s'engage dans des artères de plus en plus petites, sa vitesse initiale se ralentit et devient bien moindre lorsque le sang pénètre dans le réseau capillaire; là, au microscope, ont voit le sang circuler lentement, ses globules cheminant à la file, se bousculant, tournant sur eux-mêmes, vers le centre du vaisseau.

Circulation veineuse. — Aux dernières limites du réseau capillaire, le sang pénètre dans les premières radicules veineuses; alors sa vitesse augmente progressivement, grâce aux causes générales de la circulation et aussi à cette disposition anatomique du système veineux, à ramifications convergentes.

Circulation pulmonaire ou petite circulation. — Le ventricule droit, en se contractant, lance dans l'artère pulmonaire le sang noir ou veineux revenu de toutes les parties du corps, et cette artère le distribue à toute l'étendue des deux poumons, dans les fins capillaires que possèdent les parois des vésicules de ces organes où arrive l'air. De ces capillaires le sang vivifié passe dans les premières radicules des quatre veines pulmonaires, qui ramènent ce sang dans l'oreillette gauche.

PETITES NOTIONS MÉDICALES

On nomme **syncope**, défaillance, etc., un état maladif, momentané, survenant plus ou moins soudainement et constitué par l'arrêt à peu près complet des battements du cœur, de la respiration, du sentiment et du mouvement. On dit vulgairement d'une personne en syncope qu'elle *se trouve mal* ou perd connaissance. La figure est pâle, recouverte d'une sueur froide, etc., c'est un état de mort apparente. La syncope se montre à peu près exclusivement chez les tempéraments nerveux, certains malades, les convalescents, à l'occasion d'une émotion, etc.

SANG, LYMPHE, CHYLE

Sang. — Le sang, que Bordeu appelait *chair coulante*, est un liquide d'une couleur rouge vermeil ou foncée, toujours en mouvement dans l'appareil fermé de la circulation. Indispensable à la vie, il est aux animaux ce que la sève est aux plantes; il porte à tous les tissus, aux éléments anatomiques qui les composent, leurs principes nourriciers; il reçoit des mêmes tissus tous les déchets organiques de la désassimilation et s'en débarrasse en passant par un grand système d'épuration, représenté par les poumons, les reins, le foie, la peau, etc.

Circulant dans toutes les parties du corps, le sang donne à toutes ces parties le principe, l'excitant mystérieux et insaisissable de la vie.

Le sang est formé d'une partie liquide, appelée **plasma** et d'éléments anatomiques, microscopiques, **les globules du sang**. La *quantité totale* du sang, chez l'adulte, est d'environ *cinq kilogrammes*.

Le plasma est un liquide jaunâtre, clair, formé d'eau, d'albumine et de fibrine (ce en quoi il diffère du *sérum*, ou partie liquide du sang mort, qui ne possède plus de fibrine); il tient en dissolution des *principes gazeux*, et des substances minérales dissoutes dans sa masse.

Les principes gazeux du plasma du sang sont: l'azote et l'acide carbonique, ce dernier en bien plus grande quantité dans le sang veineux que dans le sang artériel.

Les principes minéraux du plasma du sang sont: du sel ou chlorure de sodium, des phosphates et des carbonates de chaux et de soude, du fer, etc.

Le plasma du sang contient, en outre, du sucre, et certains principes organiques qui se forment, ou arrivent de la profondeur des tissus, constamment, dans le sang et sont destinés à être expulsés au dehors: *urée*, *acide urique*, *créatine*, *bile*, etc.

Enfin le plasma sert de véhicule aux globules du sang.

On distingue deux espèces de globules du sang: les

globules rouges ou *hématies* et les *globules blancs* ou *leucocytes*.

Les globules rouges, de dimensions microscopiques, (six à sept millièmes de millimètre de diamètre), sont arrondis, en forme de cellule, mous, élastiques et composés d'une matière albumineuse, l'*hemoglobine*, qui en forme les neuf dixièmes, d'une subtance colorante l'*hématosine*, de fer, d'oxygène et enfin d'acide carbonique.

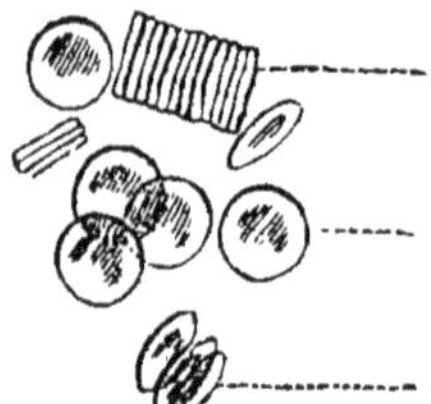

Fig. 17. — Globules du sang de l'homme.

Les globules blancs sont un peu plus volumineux que les rouges, considérablement moins nombreux et moins importants; on les rencontre aussi dans le chyle et la lymphe.

Rate. — La rate est une volumineuse glande vasculaire-sanguine, logée dans la profondeur de l'hypochondre gauche. Elle est en rapport, par sa face interne légèrement concave, avec la grosse extrémité de l'estomac et par sa face externe, avec le diaphragme qui la sépare des fausses côtes. La rate est aplatie ; elle a les dimensions et à peu près la forme de la paume de la main longue et bien faite. Elle est de couleur rouge brun, de consistance molle et se décompose très rapidement après la mort. Examiné au microscope, son tissu offre l'aspect d'une trame serrée, de nature fibreuse et dont les mailles sont remplies de petites vésicules arrondies, éléments essentiels de la rate et qu'on nomme *corpuscules de la rate*.

Tout récemment, deux physiologistes français, Malassez et Picard, ont déterminé la fonction de la rate : elle fabrique des globules rouges. Pour cette raison, nous en plaçons l'étude ici, avec celle du sang et non avec l'appareil digestif comme on l'a fait jusqu'aujourd'hui, quoiqu'elle n'ait avec cet appareil qu'un rapport de voisinage.

Lymphe. Chyle. — Dans les vaisseaux lymphathiques et leurs ganglions, dans les chylifères ou vaisseaux lymphatiques nés de la paroi des intestins, existe un *liquide clair ou lactescent formé comme le sang de plasma, de globules blancs analogues à ceux du sang et enfin de globulins ou globules blancs en voie de formation ;* c'est la lymphe.

On nomme particulièrement *chyle*, le liquide lactescent qui circule dans les vaisseaux lymphatiques intestinaux ou chylifères ; il contient dans son plasma une partie des produits absorbés de la digestion. Le chyle et la lymphe sont versés, par le canal thoracique et la grande veine lymphatique droite, dans la circulation veineuse.

PETITES NOTIONS MÉDICALES

On dit d'une personne qu'elle a de l'**anémie** ou qu'elle est **anémique** : cet état est dû non pas à ce que la masse de son sang soit diminuée, mais bien le nombre des globules rouges, dont le rôle est si important.

Par contre, la **pléthore** est caractérisée par la surabondance de la masse du sang et surtout du nombre des globules rouges.

La transfusion du sang consiste à injecter, avec beaucoup de précautions, dans l'une des veines du bras d'une personne, épuisée par d'abondantes hémorrhagies, du sang vivant pris sur un individu de même espèce.

Appareil circulatoire et circulation dans la série animale. — Nous venons de décrire, chez l'homme, cet appareil et sa fonction ; voyons-les, en quelques mots, dans la série animale.

Chez les autres mammifères (singe, cheval, bœuf, etc.,) l'appareil circulatoire offre, avec celui de l'homme, dans sa disposition et sa structure, la plus complète ressemblance : il s'y compose, en effet, 1° d'un organe central, musculaire et contractile, le *cœur*, divisé en *quatre cavités*, *oreillette et ventricule droits*, *oreillette et ventricule gauches* formant, deux à deux, le *cœur droit* et le *cœur gauche* ; 2° d'un vaste système de vaisseaux artériels, veineux, capillaires et lymphatiques. Chez tous les mammifères, la circulation est *double*; l'une, *artérielle*, l'autre, *veineuse*.

Chez les oiseaux, nous trouvons également la plus grande analogie avec la circulation des mammifères : même conformation du cœur, mêmes systèmes artériel, veineux, capillaire et lymphatique. Seulement, la veine cave, supérieure chez l'homme, antérieure chez les mammifères, est représentée chez les oiseaux par *deux troncs veineux* correspondant aux deux veines sous-clavières et venant s'ouvrir isolément dans l'oreillette droite.

Dans le cours de la vie embryonnaire chez l'homme, les autres mammifères et les oiseaux, l'artère pulmonaire portant le sang veineux, et l'aorte, le sang artériel, communiquent entre elles par un large vaisseau nommé le *canal artériel* ; de sorte que le sang artériel de l'aorte est mêlé de sang veineux. Mais, à mesure que le moment de la naissance approche, le calibre du canal artériel ou de communication diminue peu à peu pour disparaître à ce moment.

Les crocodiles (de la classe des reptiles) possèdent un cœur ayant même disposition que celui des mammifères et des oiseaux, même canal artériel faisant communiquer l'artère pulmonaire à l'aorte, mais cette communication, *temporaire* chez les mammifères et les oiseaux, est *constante* chez les crocodiles. Elle se fait après la naissance des carotides du tronc de l'aorte, de sorte que, chez les crocodiles, la tête seule reçoit du sang artériel pur tandis que chez tous les autres reptiles on ne le rencontre pur que dans les veines pulmonaires, c'est-à-dire dans les vaisseaux qui ramènent le sang des poumons à l'oreillette gauche. Tous les autres animaux de la même classe (grenouilles, crapauds, reinettes, lézards, serpents, tortues) possèdent un cœur divisé en *trois loges*, deux oreillettes et un ventricule unique. De sorte que, dans la circulation, l'oreillette droite qui reçoit le sang veineux ou noir de toutes les parties du corps et l'oreillette gauche le sang artériel, pur, des poumons, lancent simultanément leur contenu dans l'unique ventricule, où il n'y aura que du sang mélangé qui sera lancé lui-même le long de l'aorte dans tout le corps.

L'appareil circulatoire des poissons est plus réduit encore; il est en effet moitié moins développé que chez les mammifères, les oiseaux et les crocodiles, et moins aussi que chez les autres reptiles eux-mêmes. Placé sous la gorge, le cœur des poissons se réduit à une oreillette et un ventricule ; il correspond au cœur droit des mammifères. L'oreillette y reçoit le sang veineux de tout le corps par deux grosses veines ou sinus situés l'un au-dessus de l'autre en arrière des branchies et nommés *sinus veineux supérieur et inférieur;* ces deux sinus se réunissent en un tronc unique avant d'arriver à l'oreillette. Ils correspondent à nos deux veines caves supérieure et inférieure. De l'oreillette, le sang veineux passe dans le ventricule qui le chasse dans l'artère branchiale ; celle-ci le porte aux branchies où il *s'artérialise* complètement, passe dans l'aorte qui longe d'avant en arrière la colonne vertébrale. La partie moyenne de l'aorte est renflée, plus épaisse et plus contractile que sur le reste de son parcours ; elle supplée au cœur gauche et lance le sang dans toutes ses ramifications. Puis arrivé dans les capillaires généraux, le sang revient dans les deux sinus, puis dans le cœur, etc.

Chez les mollusques, la circulation est plus simple encore ; son appareil s'y compose du cœur formé d'une oreillette et d'un ventricule, etc. A l'oreillette arrive le sang vivifié dans l'appareil respiratoire ; il passe dans le ventricule qui le chasse dans tout le corps d'où il revient pour se collecter dans plusieurs veines pourvues par places de *dilatations contractiles* nommées *cœurs branchiaux.*

Chez les crustacés, l'appareil de la circulation se compose d'un cœur à cavité unique, d'artères y aboutissant qui lui apportent, des branchies, le sang vivifié et qu'on nomme *artères branchio-cardiaques.* Le sang artériel est lancé par le cœur dans d'autres artères se distribuant dans tout le corps d'où le sang devenu veineux revient aux branchies.

Chez les annélides (sangsue, lombric, etc.), il n'y a pas de cœur, mais seulement un système de canaux sanguins à parois contractiles. Ces vaisseaux reçoivent le sang rouge ou rosé des branchies, le font circuler dans tout le corps d'où il retourne aux branchies, puis à ces mêmes canaux et ainsi de suite.

Dans la nombreuse classe des insectes, l'appareil de la circulation est des plus rudimentaires : des parois de l'intestin naissent de petits canaux membraneux qui vont s'ouvrir dans les interstices des organes ; de ces *interstices* ou *lacunes vasculaires* naissent d'autres vaisseaux semblables qui vont dans les ailes, les pattes, etc., et, d'autre part, vers un vaisseau central situé le long de la région dorsale et parallèle au tube digestif où ils arrivent, disposés par paires et pourvus de valvules à ces orifices.

Chez les zoophytes, la circulation n'a pas d'appareil spécial.

APPAREIL DE LA RESPIRATION OU DE L'HÉMATOSE

Cet appareil comprend deux parties principales :

La première est constituée par la *bouche*, fosses nasales, pharynx, larynx, trachée-artère et bronches avec leurs ramifications. Tout cet ensemble, dont nous verrons la description détaillée dans l'étude de l'appareil digestif et de celui de la voix, forme le conduit par lequel l'air arrive aux poumons et en est expulsé au dehors.

La deuxième partie se compose des *poumons* qui sont les organes essentiels de la respiration ; ce sont deux volumineux organes, à peu près égaux, logés dans les deux cavités pleurales. Ils sont d'un gris rougeâtre, très souples, très élastiques et d'aspect spongieux. Les poumons ont la forme d'une pyramide triangulaire.

Leurs faces internes sont séparées par un espace nommé *médiastin*, et qui loge les grosses bronches, l'œsophage dans sa plus grande partie, l'aorte depuis son origine jusqu'à l'abdomen, l'artère pulmonaire, le cœur avec son enveloppe, le péricarde.

Une membrane séreuse très importante, nommée *plèvre*, recouvre intimement toute la surface de chaque poumon dans sa loge, puis s'étend sur la surface interne de cette cavité qu'elle limite et tapisse entièrement ; or, comme le poumon remplit complètement sa loge, il s'en suit que les deux feuillets de cette membrane recouvrant, l'un le poumon, l'autre la cavité dans laquelle il se meut, sont adossés l'un à l'autre, sécrétant à leurs surfaces contiguës une petite quantité de sérosité, de façon à permettre et à favoriser les glissements du poumon sur les parois internes de sa loge, dans ses mouvements alternatifs de dilatation et de retrait.

Les poumons présentent la structure ou organisation sui-

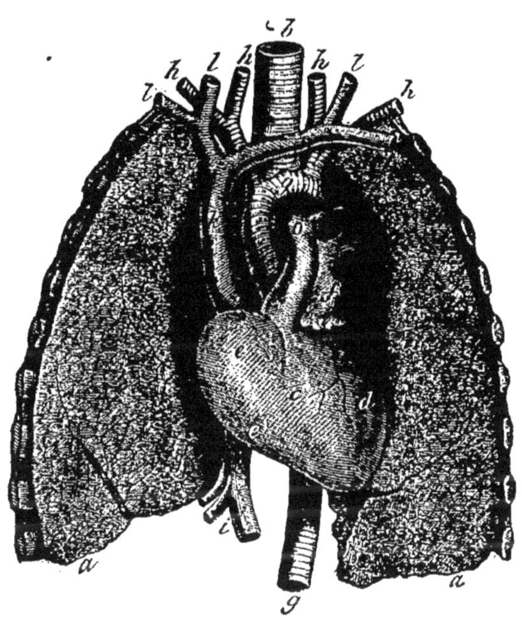

Fig. 18. — Poumons et cœur de l'homme. — *a*, *a*. poumons. — *b*, trachée. — *c*, cœur. — *d*, ventricule gauche. — *c'*, ventricule droit. — *f*, oreillette gauche recevant le sang des veines pulmonaires. — *c*, oreillette droite. — *gg*, aorte. — *h*, *h*, *h*, *h*. artères carotides et sous-clavières. — *l*, *l*, veines jugulaires et sous-clavières. — *o*, artère pulmonaire. — *i* et *k*. veines caves.

vante: leurs grosses ou premières ramifications *bronchiques* sont de vrais *canaux* qui se divisent et se subdivisent pour pénétrer dans la masse des poumons, où ils continuent à se ramifier de plus en plus, formant ainsi une multitude de canaux aériens de plus en plus petits: l'ensemble de ces bronches et de leurs ramifications forme l'*appareil bronchique* des poumons.

A leurs parties terminales, ces innombrables et microscopiques canaux s'ouvrent, chacun dans une petite vésicule ou sac microscopique également et qu'on nomme *vésicule pulmonaire*. La paroi des vésicules pulmonaires est sillonnée de vaisseaux capillaires qui s'ouvrent, d'une part, dans les dernières ramifications de l'artère pulmonaire amenant aux poumons le sang noir, et, d'autre part, dans les premières radicules des veines pulmonaires qui recueillent le sang vivifié et le portent dans l'oreillette gauche : l'ensemble de toutes ces vésicules constitue l'élément essentiel du *tissu pulmonaire*.

Respiration. — La respiration est une fonction qui a pour résultat la transformation du sang veineux en sang artériel.

Lorsque le besoin d'air se fait sentir, la cavité de la poitrine se dilate, s'agrandit selon ses différents diamètres par l'action d'un certain nombre de muscles qui attirent la paroi thoracique en bas, en haut, en dehors, en avant et que, pour cette raison, on nomme *muscles inspirateurs* (pectoraux, grands dorsaux, diaphragme, etc.).

Cet agrandissement de la cavité de la poitrine amène la dilatation immédiate des poumons dans lesquels l'air atmosphérique pénètre aussitôt par les bronches pour se rendre dans les vésicules pulmonaires. Là, il ne se trouve séparé du sang veineux que par une couche de cellules épithéliales tapissant la cavité des vésicules pulmonaires et n'ayant qu'une épaisseur d'un centième de millimètre; voilà le premier temps de la respiration ou l'**inspiration**.

Quand l'air a pénétré au fond de l'*arbre respiratoire*, jusqu'aux vésicules pulmonaires (chaque poumon peut être comparé à un arbre très touffu dont les racines et le tronc seraient représentés par le nez, la bouche, le pharynx, le larynx et la trachée, les branches et les rameaux par les ramifications bronchiques, et enfin les feuilles par les vésicules pulmonaires) le besoin d'air est bientôt assouvi ; alors, il y a une détente, un relâchement de toutes les forces actives de l'inspiration : la cavité thoracique revient sur elle-même et aussi les poumons, expulsant ainsi une partie de l'air qu'ils ont reçu : c'est le deuxième temps ; il se nomme *expiration*.

L'inspiration et l'expiration forment, par leur réunion, un mouvement respiratoire complet.

En moyenne, l'homme adulte respire dix-huit fois par minute, et, chaque fois, il introduit et expulse un demi-litre d'air.

L'air atmosphérique est surtout composé en poids de soixante-dix-neuf parties d'azote, vingt et une d'oxygène, quatre à six dix millièmes d'acide carbonique et d'une quantité variable de vapeur d'eau.

De ces divers composés, l'oxygène est de beaucoup le plus important.

L'air inspiré contient plus d'oxygène que l'air expiré qui, lui, en retour, est plus riche que le premier en acide carbonique et en vapeur d'eau, tandis que l'azote est en quantité sensiblement égale dans les deux cas.

C'est par la respiration que le sang reçoit l'oxygène destiné à le vivifier, à lui assurer sa *fonction vitale* ; c'est également par la respiration que le sang se débarrasse d'une grande partie de son acide carbonique et de sa vapeur d'eau.

(Voir pour les phénomènes chimiques et intimes de la respiration, plus loin, *chaleur animale.*)

PETITES NOTIONS MÉDICALES

L'inflammation de la plèvre se nomme **pleurésie** ; elle s'accompagne ordinairement de la formation d'une certaine quantité de liquide ou sérosité qui s'accumule dans la cavité pleurale et comprime le poumon.

On nomme **bronchite** l'inflammation de la muqueuse qui tapisse les canaux bronchiques; elle se caractérise surtout par la toux et l'expectoration.

On nomme **pneumonie** ou **fluxion de poitrine** l'inflammation des vésicules pulmonaires ou du tissu pulmonaire.

On nomme **asphyxie** la suspension de l'introduction de l'air dans les poumons : elle est produite par bien des causes ; la *strangulation*, la pendaison, la submersion dans l'eau, etc.

L'asphyxie amène des accidents redoutables et rapidement mortels.

L'asthme vrai est une affection nerveuse des canaux bronchiques qui détermine, périodiquement, le spasme avec rétrécissement de ces canaux ; d'où l'oppression ou l'étouffement des asthmatiques, pendant les accès.

Respiration dans la série animale. — L'essence de la respiration consiste en un échange de produits gazeux fait entre la masse du sang ou fluide nourricier d'une part, et l'air d'autre part. Toujours le sang exhale de la vapeur d'eau et de l'acide carbonique et en retour prend l'air du dehors avec son oxygène. Si la fonction est simple, invariable, ses organes, dans la série animale, offrent de très grandes variations de structure de l'homme aux zoophytes ; aussi, selon la conformation de l'appareil respiratoire, a-t-on établi quatre modes de respiration : pulmonaire, branchiale, trachéenne, cutanée.

Appareil et respiration pulmonaires. — L'appareil pulmonaire est très développé ; il se compose, chez l'homme et les autres mammifères, de deux vastes organes, les poumons, logés dans la poitrine, et de conduits aériens tels que la bouche, les fosses nasales, le pharynx, le larynx, la trachée et les bronches.

Chez les oiseaux cet appareil est également très développé ; il diffère du précédent en ce qu'aux poumons des oiseaux sont annexés des sortes de *sacs aériens* qui se prolongent vers les différents points de la cavité thoracique (que n'emplissent jamais complètement les poumons des oiseaux), et pour les oiseaux de haut vol, ces sacs aériens s'étendent jusque dans l'intérieur des principaux os du squelette.

Les reptiles (serpents, lézards, crocodiles, tortues) sont également pourvus d'un appareil pulmonaire ; mais dans cette classe d'animaux à température variable et peu élevée il est notablement moins développé que chez les mammifères et les oiseaux. Enfin, on rencontre encore l'appareil pulmonaire chez les batraciens adultes (grenouilles, crapauds, salamandres, etc.)

Respiration branchiale. — Chez les têtards (premier état des batraciens) qui éclosent et vivent exclusivement dans l'eau jusqu'à leur métamorphose en adultes et chez tous les poissons, l'appareil respiratoire a une structure toute différente de ce que nous avons vu. Il est ainsi composé : de chaque côté de la tête se trouve une large fente, ce sont les *ouïes*, limitées par une sorte de couvercle ou opercule mobile sous lequel sont les *branchies* ; celles-ci sont des organes de couleur rose ou rouge, formés de chaque côté par la réunion de plusieurs lamelles, arquées, étroites, parallèles et incomplètement superposées. Le poisson respire ainsi : de temps en temps, il ouvre la bouche et *avale* de l'eau qui va se répandre à la surface des branchies, pour sortir un instant après par les ouïes. Pendant ce contact, le sang remplissant les innombrables vaisseaux des branchies abandonne à l'eau son acide carbonique et sa petite quantité de vapeur d'eau pour lui enlever une partie de l'oxygène de l'air que l'eau tient en dissolution.

Respiration trachéenne. — L'appareil de la respiration trachéenne est bien plus simple encore que les précédents ; on le rencontre dans la nombreuse classe des insectes (mouches, abeilles, papillons, hannetons, etc.). Chez ces animaux, aux petites dimensions et vivant soit dans l'air soit dans l'eau, on trouve à la surface du corps de petits trous disposés de chaque côté par paires ; ils sont en forme de fentes ou de boutonnières et à peu près toujours béants ; on les nomme *stigmates*. De chaque stigmate part un conduit membraneux nommé *trachée*, plus ou moins ramifié et circulant dans la partie superficielle du corps, des ailes, des pattes, etc., pour arriver dans les interstices ou lacunes où se trouve le sang.

L'air pénètre par ces stigmates, chemine le long des trachées pour arriver dans les lacunes en contact immédiat avec le sang qu'il vivifie.

Respiration cutanée. — La peau est non-seulement un organe de protection et d'élimination, mais encore de respiration. Cela est vrai pour tous les animaux mais particulièrement pour ceux dont la peau est nue (sans plumes, poils, laines ou écailles), c'est-à-dire pour l'homme, les batraciens, les mollusques et les reptiles. Chez ces animaux, et particulièrement les trois derniers groupes, la peau nue et humide est le siège d'un échange gazeux actif entre la masse du sang et l'air extérieur. C'est là véritablement l'*osmose*.

La **Phtisie pulmonaire** est une affection des poumons qui consiste, en définitive, en leur destruction lente et progressive, par suppuration.

Le **hoquet** est un bruit rauque et répété, dû à la suspension brusque de l'*inspiration*, par les contractions spasmodiques et répétées du *diaphragme*.

APPAREIL DIGESTIF ET DIGESTION.

Appareil digestif — L'appareil digestif consiste en un ensemble d'organes dont la fonction est de recevoir, de transformer les aliments, pour en extraire les matériaux ou sucs destinés au développement, à l'entretien ou à la réparation du corps tout entier. Il est aux animaux ce que les racines sont aux plantes.

Description et structure. — Chez l'homme et les autres vertébrés, l'appareil de la digestion se compose essentiellement d'un long tube membraneux, simple, étendu de la bouche à l'anus. Il est à peu près droit et d'un calibre uniforme à chacune de ces deux extrémités ; dans le reste de son étendue, au contaire, dans sa portion abdominale, il présente un calibre inégal et très flexueux.

L'appareil digestif, chez ces animaux, est très complexe et très développé. Il atteint son maximum de longuenr chez les mammifères où il présente jusqu'à vingt-huit fois celle du corps : lapin domestique, mouton, phoque (Georges Cuvier). Cette longueur diminue progressivement, en passant chez les oiseaux, les batraciens, les reptiles et les poissons où l'appareil digestif mesure la longueur du corps.

Une autre raison influe également sur la longueur du tube digestif, c'est la nature du régime : chez les vertébrés absolument carnivores, le tube digestif est *le moins long*, il est *le plus long* chez les herbivores.

L'homme, omnivore, a un tube digestif d'une longeur de *onze mètres*, soit six à sept fois celle du corps.

A ce tube sont annexés certains organes glandulaires (glandes salivaires, foie, pancréas, etc.) qui concourent au travail de la digestion.

Dans toute son étendue, le tube digestif, chez l'homme et les autres mammifères, est constitué par plusieurs membranes ou tuniques superposées, très adhérentes entre elles presque partout, et formant par leur ensemble la paroi de ce tube digestif. Examinées de dehors en dedans, ces tuniques, au nombre de trois pour la portion sus-diaphragmatique, sont : *musculaire, cellulo-fibreuse et muqueuse ;* la portion sous-diaphragmatique, c'est-à-dire la plus grande longueur du tube digestif, en possède *quatre* qui sont de dehors en dedans, *séreuse, musculaire, celluleuse* et *muqueuse*. Ce sont ces quatre tuniques superposées qui forment, par conséquent, la paroi de l'estomac et des intestins. La tunique celluleuse est intimement unie à la membrane muqueuse ; celle-ci est la plus interne ; sa surface présente un aspect qui varie d'une région à l'autre du tube digestif et sur laquelle s'ouvrent les innombrables glandes que les parois de l'estomac et des intestins contiennent dans leur épaisseur.

La nature de ces tuniques est celle des divers tissus que nous connaissons déjà, soit spécialement musculaires, soit cellulaires, soit enfin muqueuses. Les muqueuses ont une structure analogue à celle du derme (voir plus loin ; sens du toucher).

Pour la facilité de la description, nous divisons l'appareil digestif en deux portions : la première, *sus-diaphragmatique*, étendue de la bouche au diaphragme et comprenant la bouche avec ses glandes salivaires, le pharynx et l'œsophage ; la deuxième, *sous-diaphragmatique*, étendue de ce muscle à l'anus, et comprenant, par conséquent, l'estomac, l'intestin grêle, le gros intestin, avec le foie et le pancréas, c'est-à-dire presque tout le tube digestif.

PORTION SUS-DIAPHRAGMATIQUE DU TUBE DIGESTIF

Bouche. — C'est l'entrée ou vestibule de l'appareil digestif; la bouche forme une cavité limitée en avant par les lèvres, sur les côtés par les joues, en haut par la voûte palatine et le voile du palais qui la séparent des fosses nasales situées au-dessus, en arrière par le voile du palais et ses piliers, enfin en bas, par le plancher de la bouche limité par la mâchoire inférieure et sur lequel repose la langue.

La bouche ne devrait servir qu'à l'alimentation et à la parole et non à la respiration pour laquelle est fait le nez. L'air de la respiration, en effet, dessèche ou refroidit la cavité buccale, provoque ainsi la carie dentaire et même s'imprègne, chez les personnes négligentes, des mauvaises odeurs produites par des parcelles décomposées d'aliments restées entre les dents. Il arrive vicié dans le fond des poumons, après avoir passé par la gorge, où il peut déterminer des maladies sérieuses.

La bouche présente particulièrement à l'étude les dents, la langue et les glandes salivaires.

Dents.— Les dents sont des organes destinés à diviser, couper ou broyer les aliments; elles sont implantées dans l'épaisseur des os des bords maxillaires, enfoncées, là, dans des cavités qu'on nomme *alvéoles*.

Chaque dent offre à considérer trois parties : la *racine*, le *collet* et la *couronne*. Leur structure est celle-ci : chaque dent se compose d'une partie interne, molle, très sensible, c'est la *pulpe dentaire*; d'une partie externe, très dure, qui recouvre la première de toutes parts; c'est la *dent* proprement dite. Celle-ci est formée par *l'ivoire* qui constitue la couche profonde de la dent, recouvrant par conséquent la pulpe dentaire. Au niveau de la racine l'ivoire est lui-même recouvert par le *cément* et, sur l'étendue de la couronne, par *l'émail*; ces deux couches superficielles se terminent, l'une et l'autre, au niveau du collet.

Première dentition. — Dans l'espèce humaine comme dans

beaucoup d'autres d'ailleurs, un *premier* appareil dentaire se développe dans l'enfance, chez l'homme, comprenant un ensemble de vingt dents *temporaires* qui commencent à pousser vers l'âge de six à dix mois en général, pour se terminer vers trois ans. Il arrive, mais très rarement, de voir des dents chez le nouveau-né ; l'histoire nous dit que Richard III, roi d'Angleterre, Mazarin, Louis XIV, Mirabeau sont nés avec des incisives.

Les dents temporaires se montrent dans l'ordre suivant :

Incisives, 8 ;
Canines, 4 ;
Petites molaires, 4 ;
Grosses molaires, 4.

L'évolution de la première dentition occasionne parfois des troubles sérieux de la santé : diarrhée, convulsions, etc.

Deuxième dentition. — De six à sept ans, ces dents commencent à tomber et sont remplacées, au fur et à mesure, par les dents *permanentes* qui poussent dans le même ordre que les premières. Cette deuxième dentition comprend trente-deux dents :

Incisives, 8 ;
Canines, 4 ;
Petites molaires, 8 ;
Grosses molaires, 12.

Les dernières grosses molaires se montrent de vingt-cinq à trente ans, c'est pourquoi on les nomme vulgairement *dents de sagesse.*

PETITES NOTIONS MÉDICALES

La *réimplantation* d'une dent consiste à introduire dans une alvéole qui vient d'être privée de sa dent soit cette même dent, soit une dent semblable prise sur un autre individu, au moment du besoin. L'alvéole et la dent à réimplanter ayant été bien nettoyées, cette petite opération réussit quelquefois.

L'*aurification* des dents consiste à détruire la partie cariée d'une dent et à combler la cavité produite d'une substance dure, adhérente et inaltérable (voir plus loin, maladies des dents.

Langue. — C'est un organe aux fonctions multiples. La langue est formée d'une foule de muscles, pressés les uns contre les autres. Insérés dans la profondeur de la gorge sur l'os hyoïde et les parois postérieures et profondes de la bouche, ces nombreux muscles convergent, se réunissent, se pressent pour se confondre dans la partie intérieure ou pointe de la langue, qui est libre de toute adhérence, aussi est-elle *très mobile.* La langue est recouverte d'une partie de la muqueuse buccale qui offre, sur sa face supérieure ou dorsale, une foule de saillies appelées *papilles.* A sa face inférieure, moins étendue que l'autre, la langue présente un léger repli nommé *frein de la langue* ou *filet,* parfois assez développé pour empêcher ou restreindre les mouvements de cet organe. On le coupe, alors c'est *l'opération du filet.*

La langue concourt à la préhension et à la mastication des aliments ; c'est, en outre, l'organe de la parole, c'est-à-dire, comme l'enseignait Ésope, ce qu'il y a de pire et de meilleur au monde.

Glandes salivaires. A la bouche sont annexées une multitude de glandes salivaires, la plupart très petites et logées sous la muqueuse buccale ; nous ne signalerons que les glandes salivaires volumineuses ; elles sont au nombre de six, trois de chaque côté : les *sublinguales,* les *sous-maxillaires* et enfin les *parotides,* ces dernières, situées profondément de chaque côté, en arrière du maxillaire inférieur et au-dessous de l'oreille.

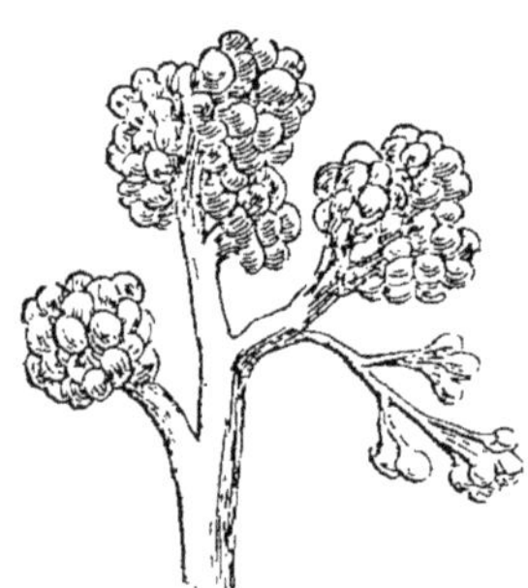

Fig. 19. — Fragment de parotide.

Toutes ces glandes salivaires apportent dans la bouche, à chaque instant, mais surtout dans le cours de la mastication, une certaine quantité de salive, liquide clair à réaction alcaline et contenant un ferment nommé la *diastase salivaire.*

Pharynx. Considéré comme dépendance de l'appareil digestif, le pharynx succède à la bouche, il en est séparé par une portion rétrécie qu'on nomme *isthme du gosier* et limitée elle-même par la base de la langue, le voile du palais et ses quatre piliers.

Le pharynx a la forme d'un entonnoir, à base dirigée en haut jusqu'au-dessous de la base du crâne. Son sommet, plus étroit, se termine au niveau de la sixième ou avant-dernière vertèbre cervicale, pour se continuer avec l'œsophage ; il occupe, par conséquent, la presque totalité de la longueur du cou.

Sa paroi postérieure est placée au-devant de la colonne vertébrale, dans la profondeur du cou ; sur sa paroi antérieure, s'ouvrent : en haut, l'arrière-cavité des fosses nasales, au-dessous la bouche, par l'isthme du gosier entre les piliers duquel se trouve un espace qui loge, de chaque côté, une *des amygdales* ; inférieurement enfin, le larynx.

Le pharynx, établi ainsi à l'entrecroisement de l'appareil digestif et des conduits respiratoires, est commun aux deux appareils. C'est le principal organe de la déglutition.

Œsophage. Troisième portion du tube digestif, il succède au pharynx et se termine dans l'estomac par un orifice appelé *cardia.*

L'œsophage est un conduit à peu près droit, placé au-devant de la colonne vertébrale dans toute sa longueur qui est en moyenne, chez l'adulte, de vingt-cinq centimètres. Il s'étend de la sixième vertèbre cervicale à la partie supérieure de la cavité abdominale. C'est aussi un organe de déglutition.

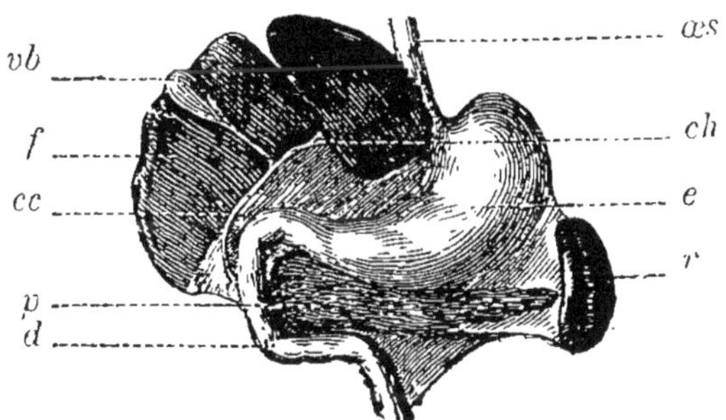

Fig. 20 — (Dans cette figure les viscères sont un peu dérangés de leur position normale. Le foie surtout, relevé, est vu par sa face intérieure). œ, œsophage. — *e*, estomac. — *d*, duodenum. — *f*. foie soulevé de manière à montrer sa face inférieure. — *ch*, canal hépatique. — *vb*, vésicule biliaire avec le canal cystique. — *cc*, canal cholédoque. — *p*, pancréas un peu abaissé. — r, rate un peu éloignée de l'estomac.

Sa direction presque rectiligne permet au médecin d'introduire des sondes dans l'estomac pour le lavage de cet organe dans certains empoisonnements ou pour l'alimentation forcée, chez les aliénés et autres malades.

PORTION SOUS-DIAPHRAGMATIQUE DU TUBE DIGESTIF.

Estomac. — Quatrième partie du tube digestif, l'estomac est une sorte de vaste poche en forme de cornemuse, situé dans la cavité abdominale, au-dessus de la masse des intestins et allant de l'œsophage à l'intestin grêle, dans lequel il s'ouvre par *l'orifice pylorique.*

L'estomac est recouvert, en haut, par le foie, le diaphragme et les fausses côtes gauches. Sa grosse extrémité est logée dans l'hypochondre gauche et en rapport avec la rate ; sa partie moyenne occupe la région épigastrique ; et sa petite extrémité, placée à droite, sous le foie, s'ouvre dans l'intestin grêle.

L'estomac possède deux sortes de glandes, logées dans l'épaisseur de sa paroi et toutes très petites par conséquent : 1° les *glandes à mucus,* peu nombreuses, peu importantes, sécrétant le *mucus stomacal,* sorte de liquide qui lubréfie la surface interne de la poche stomacale ; 2° les *glandes pepsinifères,* très nombreuses et très importantes ; elles sécrètent le *suc gastrique,* liquide clair, à réaction acide et contenant principalement un acide digestif, *l'acide chlorhydrique* et un ferment digestif, la *pepsine.*

Le *suc gastrique* est l'agent de la digestion stomacale.

Intestin grêle. — Il s'étend de l'orifice pylorique au gros intestin, dans lequel il s'ouvre par l'orifice *iléo-cæcal.* Cet intestin a une longueur de huit mètres chez l'adulte, et un calibre assez uniforme et petit, d'où son nom d'intestin grêle. Il forme presque entièrement les nombreuses circonvolutions intestinales dont la masse occupe la partie moyenne du ventre ou région ombilicale, ainsi nommée à cause de la dépression de *l'ombilic ou nombril.*

Il comprend trois parties qui se succèdent sans ligne de démarcation, ce sont : le *duodénum*, fixe, profondément situé au fond de la cavité abdominale ; il a une longueur de douze travers de doigts, d'où son nom de duodénum.

Il reçoit, dans sa cavité, le *canal cholédoque*, qui lui apporte la bile du foie et le *canal pancréatique*, qui lui verse le suc pancréatique ; le *jejunum*, partie moyenne de l'intestin grêle, ordinairement vide d'où son nom de jejunum ; enfin la troisième partie est *l'iléon*, situé dans le voisinage de l'os iliaque droit.

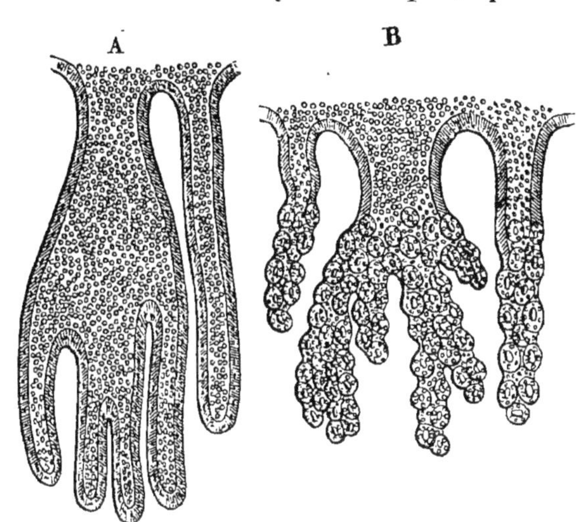

Fig. 21. — A. Glande muqueuse de la portion pylorique de l'estomac. — B. Glandes à suc gastrique de la région cardiaque garnies de cellules à pepsine.

Comme l'estomac, l'intestin grêle possède, dans l'épaisseur de ses parois, de très nombreuses et très petites glandes, groupées selon leur structure anatomique en trois catégories, désignées elles-mêmes des noms des anatomistes qui, les premiers, les ont bien connues : glandes de Peyer, de Bruner, et de Lieberkühn.

Gros intestin. — Dernière partie du tube digestif, cet intestin s'étend sur une longueur de 1 mètre 65 de l'iléon à l'anus.

Il diffère donc de l'intestin grêle, par sa longueur moindre, son calibre plus grand, bosselé et par sa situation : il contourne, en effet, la masse très mobile de l'intestin grêle ; il s'étend de la fosse iliaque droite, où on l'appelle *cæcum* au flanc droit, où il prend le nom de *côlon ascendant* ; de la partie supérieure du flanc droit, il traverse la cavité abdominale en passant au-dessous du foie et de l'estomac, formant ainsi le *côlon transverse ;* il descend ensuite dans le flanc gauche, qu'il parcourt dans toute sa longueur et où il prend le nom de *côlon descendant;* arrivé dans la fosse iliaque gauche, il devient très flexueux et s'y nomme pour cette raison *S iliaque du côlon.* Enfin du bassin à l'anus, il a une direction à peu près rectiligne, d'où son nom de *rectum :* c'est la partie terminale.

La surface totale de l'intestin grêle et du gros intestin sécrète en petite quantité un suc digestif nommé *suc intestinal* et qui, quoique à un degré beaucoup moindre, agit comme le suc pancréatique.

La muqueuse de l'intestin grêle n'est point unie comme celle de l'estomac et du gros intestin mais au contraire elle possède sur toute son étendue des replis nommés *valvules conniventes* et un nombre infini de petites saillies coniques nommées *villosités,* les valvules et les villosités augmentent la surface d'absorption de l'intestin grêle.

Annexes du tube digestif. — Outre les glandes salivaires de la bouche et les innombrables glandes des parois de l'estomac, de l'intestin grêle et du gros intestin, à l'appareil digestif sont encore annexées deux autres glandes volumineuses : le pancréas et le foie.

Pancréas. — C'est une glande à grappes composées, assez volumineuse, et longue, placée transversalement au fond de la cavité abdominale, derrière l'estomac et au-dessous. Par son extrémité interne, le pancréas adhère au duodénum dans lequel il verse le produit de sa sécrétion, le *suc pancréatique ;* ce suc est un liquide clair et à réaction alcaline comme la salive. Le pancréas est un tissu glandulaire d'une structure identique à celle des parotides, des sous-maxillaires et des sublinguales, c'est-à-dire en glandes à grappes composées.

Foie. — Le foie est la plus volumineuse de toutes les glandes de l'économie ; il est situé dans la partie supérieure de la cavité abdominale, où il occupe tout l'hypochondre droit et une partie de l'épigastre, recouvrant ainsi l'extrémité droite ou pylorique de l'estomac. Il est séparé des poumons par le muscle diaphragme et repose, par sa face inférieure, sur la masse intestinale comme sur un coussin élastique :

Le foie est de couleur rouge brun ; son tissu est ferme ; il présente une petite poche, la vésicule biliaire, en forme de poire et où s'accumule la bile qu'il sécrète, pour être, de là, portée dans le duodénum, comme le suc pancréatique, par un conduit nommé le *canal cholédoque*.

Le foie reçoit dans son tissu tout le sang veineux venu des parois de toute la portion sous-diaphragmatique du tube digestif par un ensemble de veines nombreuses, convergeant pour former un tronc unique, la *veine porte*.

Le foie est préposé à la formation du sucre et de la bile, aux dépens des matériaux que lui apportent l'artère hépatique, et surtout, de l'appareil digestif, le système porte.

Le sucre, fabriqué par le foie, sort de cet organe, pour être versé, avec le sang des veines sus-hépatiques, dans la veine cave inférieure. La bile est un liquide verdâtre, huileux et amer, sécrété par le foie ; elle sort de cet organe, par de nombreux petits conduits qui convergent pour former les canaux biliaires, la vésicule biliaire, et le canal cholédoque.

Péritoine. Mésentère. Épiploons. — On nomme péritoine une vaste membrane séreuse qui tapisse presque toute l'étendue de la cavité abdominale, puis abandonne la paroi interne de cette cavité pour envelopper, recouvrir tous les organes qu'elle contient. La partie du péritoine qui tapisse ou recouvre les parois de la cavité se nomme *le feuillet pariétal*, celle qui recouvre les viscères abdominaux est appelée le *feuillet viscéral :* c'est donc le péritoine qui forme, là, la tunique externe ou séreuse des intestins, du foie, de la rate, etc.

Après avoir enveloppé la portion sous-diaphragmatique du tube digestif dans toute sa longueur, le feuillet viscéral du péritoine s'adosse à lui-même et vient sur la paroi postérieure de l'abdomen se continuer avec le feuillet pariétal : il forme ainsi, en quittant l'intestin, un repli qui attache et fixe la masse intestinale à la paroi abdominale postérieure ; ce repli se nomme le *mésentère*.

Lorsque le même feuillet viscéral du péritoine a recouvert la face antérieure et postérieure de l'estomac, les deux séreuses de cet organe, ainsi formées, abandonnent l'estomac, s'adossent l'une à l'autre pour constituer un long et large repli étendu au-devant de la presque totalité de la masse intestinale qu'il sépare de la paroi antérieure de l'abdomen ; ce repli se nomme le *grand épiploon*.

PETITES NOTIONS MÉDICALES.

Vomissement. — Le vomissement consiste dans l'expulsion violente, par la bouche, du contenu de l'estomac. Le mécanisme du vomissement est le suivant : sous l'influence de l'excitation nerveuse, cause du vomissement, le muscle diaphragme et les muscles des parois du ventre se contractent *brusquement* et avec ensemble, comprimant ainsi fortement la poche stomacale, comprise entre eux, tandis que, grâce à la même influence nerveuse, la tunique musculaire de l'estomac se contracte lentement, elle aussi, pour diminuer encore la cavité de cette poche et entr'ouvrir le cardia, par lequel le contenu de l'estomac est expulsé par secousses convulsives.

Le vomissement se rencontre dans un grand nombre de maladies.

Gastrite. — On nomme gastriste l'inflammation de la muqueuse de l'estomac, et **Gastralgie** la névralgie de l'estomac.

Calculs biliaires et coliques hépatiques. — Chez les gens oisifs et dont l'alimentation est trop excitante ou abondante, etc., la bile contient en excès certains sels biliaires et de la *cholestérine,* substances peu ou point solubles et qui, dans le temps que la bile séjourne dans son réservoir, se séparent de sa masse pour former de petites concrétions, qui ordinairement grossissent peu à peu, par l'apport de dépôts successifs et de même nature à leur surface pour constituer des sortes de petites pierres qu'on nomme *calculs biliaires.*

Ces calculs sont durs, anguleux souvent, et d'un volume supérieur au calibre des canaux que la bile doit parcourir pour arriver à l'intestin. Or, il arrive parfois que ces calculs sont entraînés avec elle le long de ces canaux qu'ils compriment, déchirent en occasionnant ainsi des douleurs atroces qui ne cesseront qu'après la migration complète des calculs : tels sont la cause et le mécanisme des *coliques hépatiques.*

Jaunisse ou **Ictère.** — On nomme ainsi une affection caractérisée surtout par la teinte jaune des yeux et de la peau ; elle est due soit à une inflammation du foie, soit à quelque obstacle au cours régulier de la bile, du foie vers l'intestin, comme il arrive, par exemple, dans le cours d'une crise de coliques hépatiques.

Diabète. — On nomme communément diabète une maladie caractérisée par la formation exagérée du sucre que fait le foie ; alors la partie du sucre, formée en excès s'élimine par les urines ; c'est pourquoi les urines des diabétiques sont *sucrées.*

Le diabète est dû, toujours, à quelque lésion du bulbe, et le premier, Claude Bernard, l'a prouvé par l'expérience.

Aines. Hernies. — Au-dessous de la région hypogastrique et des fosses iliaques, c'est-à-dire à la naissance des cuisses, se trouvent, à droite et à gauche, deux longs plis bien marqués, obliques et qu'on nomme les *aines.* Sous la peau de chacune de ces régions, on sent deux ouvertures, l'une externe par laquelle l'artère et la veine iliaques externes sortent du bassin pour pénétrer dans la cuisse : c'est l'*anneau crural* ou *canal crural.*

L'autre orifice, interne, plus petit, contient quelques dépendances des organes génitaux ; il se nomme le *canal inguinal. Ces deux orifices ne sont séparés profondément de la cavité abdominale que par une mince couche de tissu, où l'on trouve surtout le feuillet pariétal du péritoine.*

Dans les efforts violents, comme dans l'action de soulever un lourd fardeau, il arrive parfois que la masse intestinale, très comprimée, déprime elle-même et refoule cette mince cloison et qu'une portion d'intestin ou d'épiploon ou des deux à la fois, s'engage dans le canal crural ou le canal inguinal et constitue ainsi un accident toujours sérieux, la *hernie*.

DIGESTION

L'homme, comme les autres animaux et aussi les plantes, puise entièrement au dehors les matériaux indispensables au développement et à l'entretien du corps. Ces matériaux, empruntés aux règnes organique et inorganique ou minéral, constituent les *aliments*.

Les aliments, très variés, sont divisés d'abord en deux groupes : les aliments proprement dits et les boissons. A leur tour, les premiers sont, d'après leur composition ou leur rôle nutritif, groupés sous deux chefs : *aliments azotés ou quaternaires*, c'est-à-dire composés de *quatre éléments* : oxygène, hydrogène, carbone et azote. Tels sont le blanc d'œuf, la chair musculaire, etc, ; et en *aliments non azotés ou ternaires*, c'est-à-dire composés de *trois éléments* : oxygène, hydrogène et carbone ; tels sont le sucre, l'amidon, l'huile, le beurre, les graisses, etc. (Voir aliments en hygiène générale.)

Avant d'être introduits dans la masse du sang, les aliments doivent subir, le long de l'appareil digestif, *une série de transformations dont l'ensemble forme la digestion*.

La digestion comprend des phénomènes de nature diverse ; les uns consistent uniquement à couper, broyer ou écraser les aliments et à les faire circuler le long du tube digestif : ce sont les *phénomènes physiques ou mécaniques* de la digestion ; les autres ont pour but de produire des changements dans la nature ou les propriétés des aliments au contact des sucs digestifs (salive, suc gastrique, etc). Ce sont les *phénomènes chimiques* de la digestion.

L'étude de la digestion consiste donc à connaître les uns et les autres.

Pour tâcher de bien comprendre cette grande fonction, voyons ce que devient un bon repas, composé d'aliments variés, chez une personne à l'esprit tranquille et à la conscience en repos.

Les aliments solides (pain, viandes, légumes) convenablement cuits, sont divisés, pour faciliter leur introduction dans la bouche. Là, ils sont écrasés par les dents, auxquelles viennent en aide les lèvres, les joues et la langue pour maintenir ou ramener sous les arcades dentaires, les aliments solides trop peu divisés. L'ensemble de ces actes se nomme *mastication.*

A ce moment surtout, les glandes salivaires, excitées par les mouvements des mâchoires, le contact et la saveur des aliments et aussi par cette sensation qu'on nomme la *faim*, les glandes salivaires, dis-je, entrent en fonction et versent la salive sur différents points de la cavité buccale. Ce liquide imprègne et amollit, dans la bouche, les aliments toujours en mouvement: telle est *l'insalivation.*

Lorsqu'ils sont suffisamment mastiqués et insalivés, les aliments sont réunis sur le dos de la langue, c'est-à-dire dans le fond de la bouche et au-devant de l'isthme du gosier en une masse qu'on nomme le *bol alimentaire.*

Jusqu'ici il n'y a qu'action physique, mais dès que l'insalivation est suffisante la *diastase salivaire*, c'est-à-dire le ferment des matières féculentes, commence à transformer successivement en *dextrine* puis en *glucose* ce genre d'aliments ; et ce phénomène chimique de la digestion salivaire, commencé dans la bouche, se continue dans l'estomac où d'ailleurs la salive est entraînée dans le bol alimentaire.

A notre volonté, ce bol alimentaire va franchir l'isthme du gosier et entrer dans le pharynx qui, par sa moitié supérieure, mobile, s'avance au-devant de lui, le saisit et le porte dans l'œsophage qu'il parcourt tout doucement jusque dans l'estomac. Ce mouvement en haut et en avant du pharynx est senti, chaque fois que nous avalons, au-devant du cou par l'élévation du cartilage thyroïde ou pomme d'Adam, que le pharynx entraîne avec lui et par lequel il provoque ainsi la fermeture ou l'abaissement d'un *opercule* fixé à la base de la langue, au-dessus de l'orifice du larynx sur lequel il s'applique et qu'on nomme *épiglotte*. Cette fonction du pharynx ou *action d'avaler* se nomme *déglutition*.

Préhension des aliments liquides et succion. — Les boissons pénètrent dans la bouche de la façon suivante : les parois musculaires et partant contractiles de la cavité buccale se rapprochent, diminuant ainsi cette cavité dont la langue remplit le reste, alors que les lèvres, s'appliquant exactement sur les bords du vase à boire, baignent dans le liquide par leur extrémité. A ce moment, la langue revient sur elle-même, c'est-à-dire se raccourcit, faisant ainsi le vide dans une partie de la cavité buccale, où, grâce à la pression atmosphérique, la boisson pénètre aussitôt, venant soit d'un verre soit du sein, s'il s'agit d'un nouveau-né.

La boisson, comme la salive, favorise la marche du bol alimentaire dans l'œsophage jusque dans l'estomac, qui se dilate ou s'agrandit tout doucement. C'est ainsi que pendant le repas s'accumule dans sa cavité une masse alimentaire plus fluide que le bol lui-même. Elle séjourne dans l'estomac de trois à cinq heures, durée de la digestion stomacale ou chymification.

Digestion stomacale ou chymification. — L'arrivée dans l'estomac du bol alimentaire a provoqué à la surface de cet organe la sécrétion du mucus gastrique, destiné à favoriser les mouvements de la masse alimentaire dans l'estomac et du suc gastrique, l'agent principal de la digestion stomacale. C'est le suc gastrique, en effet, qui par son acide chlorhydrique, et sa pepsine va transformer l'albumine, la fibrine, le gluten, la caséine, etc., tous les principes immédiats quaternaires ou azotés, en un mot, en une substance soluble, homogène, nommée *peptône*. Cette action chimique s'effectue tout doucement, favorisée par les mouvements lents et continus des parois de l'estomac qui déplacent et mélangent les différentes parties de la masse alimentaire, de façon à ce qu'elles soient tout entières imprégnées de suc gastrique.

La masse alimentaire ou chyme, qu'a digérée l'estomac, se compose (étant donné que le repas s'est composé d'aliments très variés) d'une bouillie grisâtre, plus ou moins fluide, selon la quantité de boisson prise, et formée : 1° de peptônes; 2° de dextrine et de sucre ou glucose, résultant de l'action de la salive sur les aliments amylacés et d'amidon ou de fécule encore intact; 3° de corps gras également intacts et enfin de la boisson.

Digestion intestinale ou chylification. — Quand la digestion stomacale est terminée, l'orifice pylorique s'entr'ouvre et le chyme le franchit par fractions jusqu'à vacuité complète de l'estomac. Dès son arrivée dans le duodénum, cette masse alimentaire est imbibée par le suc pancréatique, *qui continue dans l'intestin grêle l'action de la salive sur les féculents et celle du suc gastrique sur les matières azotées et enfin émulsionne les corps gras*, c'est-à-dire les divise à l'infini. Là aussi, *la bile* vient imbiber la masse alimentaire pour concourir avec le suc pancréatique à l'*émulsion des mêmes corps gras*. Cette action du suc pancréatique, de la bile et aussi du suc intestinal se continue tout le long de l'intestin grêle, elle s'appelle chylification.

Digestion du gros intestin. — Le chyle passe peu à peu dans le gros intestin par la valvule iléo-cæcale; il y circule plus lentement, mais toujours mû comme plus haut par les contractions lentes et continues ou *mouvements péristaltiques* de la tunique musculaire intestinale. La masse alimentaire subit, là encore, la faible action digestive du *suc intestinal* que fournit aussi le gros intestin et de plus celle du suc pancréatique et de la bile qui épuisent dans le gros intestin leur action digestive sur la masse alimentaire.

Toute la partie alimentaire non digérée ou indigeste, colorée par la bile, arrive peu à peu dans l'extrémité inférieure du rectum pour être expulsée au dehors, cette expulsion s'appelle *défécation*.

ABSORPTION

La digestion a transformé et dissous la plus grande par-

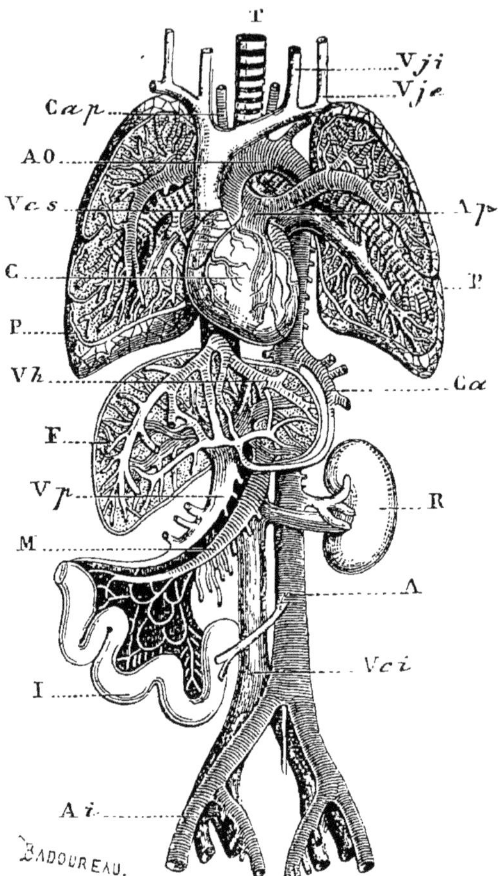

Fig. 22. — Ensemble du système circulatoire. — C, cœur. — P, P, poumons. — Ao, crosse de l'aorte. — Cap, carotide primitive. — Ap, artère pulmonaire et ses ramifications. — Vcs, veine cave supérieure. — Vji, veine jugulaire interne. — Vje, veine jugulaire externe. — A, aorte descendante. — Ai, artère iliaque primitive. — Cœ, tronc cœliaque. — R, rein montrant l'artère et la veine rénale, — M, mésentérique supérieure qui se distribue dans l'intestin I. — Vci, veine cave inférieure. — Vp, veine porte et ses ramifications dans le foie. — Vh, veines sus-hépatiques qui se jettent dans la veine cave.

tie des aliments ; c'est la condition indispensable de leur utilisation. Alors intervient une autre fonction, l'*absorption* qui consiste dans le passage des aliments digérés du tube digestif dans la circulation. Comme la digestion, l'absorption se fait sur toute la longueur du tube digestif, quoique en quantité variable selon ses régions.

Sur toute cette étendue, les produits digérés passent : 1° dans l'origine des nombreux vaisseaux lymphatiques qui naissent des parois de tout le tube digestif mais particulièrement des parois stomacales et surtout intestinales. Ces derniers, très développés, se nomment *chylifères*, parce qu'ils recueillent particulièrement le chyle, 2° dans de nombreuses et très petites veines, nées également des parois de l'intestin et se réunissant peu à peu pour former la *veine porte*. L'ensemble des chylifères et des radicules de la veine porte ou *veines intestinales* est tout entier compris entre les deux feuillets du mésentère, (voir plus haut mésentère) où ils forment la plus importante partie des organes d'absorption.

L'absorption est favorisée par les contractions stomacales et intestinales ou *mouvements péristaltiques* qui, en comprimant la bouillie alimentaire, rendent facile son introduction à travers les parois extrêmement ténues des vaisseaux absorbants.

SÉCRÉTIONS

Les sécrétions consistent, d'une manière générale, de la part des *glandes* ou *organes de sécrétion* soit à *emprunter* à la masse du sang que les vaisseaux capillaires apportent dans toute leur masse, les *matériaux nécessaires à la fabrication de certains liquides destinés à* concourir à l'accomplissement d'une des grandes fonctions de la vie, comme le suc gastrique, la salive, etc., soit à *retirer*, à *éliminer* de cette même masse du sang, et pour les porter au dehors, *certains principes*, *certains déchets organiques dont la présence dans le sang est incompatible avec la vie*, telles sont l'urine, la bile, etc.

Il y a donc deux classes de produits sécrétés : ceux qui,

comme la salive et le suc gastrique, après avoir accompli leur fonction, rentrent dans la masse du sang avec les aliments digérés et absorbés; on les nomme spécialement *sécrétions;* et ceux qui, comme la bile et l'urine, sont extraits de la masse du sang qu'ils vicient pour être expulsés au dehors; on les nomme plus spécialement *excrétions.*

Nature des sécrétions. — La nature des produits sécrétés varie, bien entendu, avec celle des tissus glandulaires qui les sécrètent. Toutes les sécrétions contiennent une notable quantité d'eau d'où leur état liquide pour presque toutes. On y rencontre, en outre, des sels divers en très petite quantité, puis enfin et surtout le principe qui caractérise chacune d'elles : la pepsine et l'acide chlorhydrique pour le suc gastrique, la diastase pour la salive, les acides cholique et choléïque et leurs sels pour la bile, avec ses matières colorantes, l'urée et l'acide urique pour l'urine, etc.

Durée des sécrétions. — Il est des sécrétions qui se font continuellement et à peu près en égale quantité, telle est celle de l'urine ; d'autres se font surtout ou même exclusivement au moment où s'accomplit la fonction à laquelle elles concourent, telles sont les sécrétions gastriques et pancréatiques, etc.

Des diverses sécrétions, appareil urinaire, urine. — On nomme appareil urinaire l'ensemble des organes destinés à la sécrétion et à l'élimination au dehors de l'urine. Il est situé presque tout entier dans la cavité abdominale, appliqué contre sa paroi postérieure et descendant de la partie inférieure des hypochondres jusqu'au fond du bassin. En conséquence, presque tout l'appareil urinaire est placé en arrière, et au-dessous de la masse intestinale.

Il se compose des organes suivants : *reins, uretères vessie* et *urèthre.*

Reins. — Les reins forment la partie principale de l'appareil urinaire ; ce sont deux glandes semblables, situées dans la profondeur des hypochondres, de chaque côté de la colonne vertébrale, le rein droit au-dessous du foie et le rein gauche au-dessous de la rate. Les reins sont formés d'un tissu très ferme de couleur rouge brun ; ils ont un poids moyen de chacun 170 grammes et une longueur de douze centimètres. Vu au microscope, le tissu des reins se montre composé d'une grande quantité de *tubes longs, flexueux* à leur origine où ils forment la *couche superficielle* des reins et *droits* à leur terminaison où ils constituent la *substance tubuleuse* des reins.

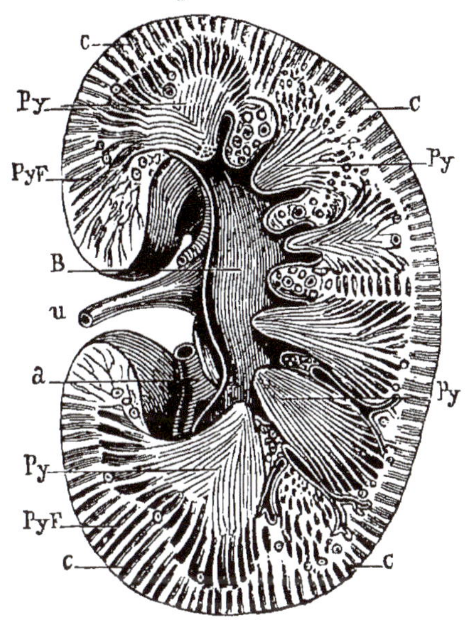

Fig. 23. — Section longitudinale du rein. — c. c. c c. substance corticale ou superficielle du rein, formée de la partie flexueuse des reins. Py. Py. Py, partie tubuleuseau droit des reins, formant les piramidesde Malpighi. — B. bassinet. — u, ureteres. — a, artère rénale.

Uretères. — Les uretères sont deux canaux membraneux, étroits qui s'étendent des reins jusqu'au fond du bassin, où ils vont s'ouvrir séparément dans la vessie. Leur extrémité supérieure s'élargit pour embrasser la partie moyenne du rein où viennent aboutir tous les petits tubes ou canaux urinifères. Cette dilatation se nomme *bassinet*. Dans leur parcours assez étendu, les uretères sont constamment en rapport avec la paroi postérieure de la cavité abdominale, contre laquelle ils sont l'un et l'autre comme fixés par le feuillet pariétal du péritoine.

Vessie. — La vessie est un réservoir membraneux situé au fond du bassin, au-dessous des intestins ; elle est composée de trois tuniques superposées et qui sont de l'extérieur à l'intérieur, *séreuse*, *musculaire* et *muqueuse*. Elle a une capacité moyenne d'un demi-litre.

Urêthre. — Dernière partie de l'appareil urinaire, c'est un canal destiné à conduire l'urine de la vessie au dehors.

L'appareil urinaire est donc *double* à son origine : il y a deux reins, deux uretères ; et *simple* à sa terminaison, située sur la ligne médiane : une vessie et un urèthre.

Urination. — La fonction de l'appareil urinaire est de la première importance et elle se nomme *urination*. L'urine, séparée peu à peu et constamment de la masse du sang par la partie *flexueuse ou glandulaire* des tubes urinifères, arrive le long de ces canaux et vient dans le bassinet, s'engage le long des uretères pour venir *sourdre* goutte à goutte dans la vessie, où elle s'accumule.

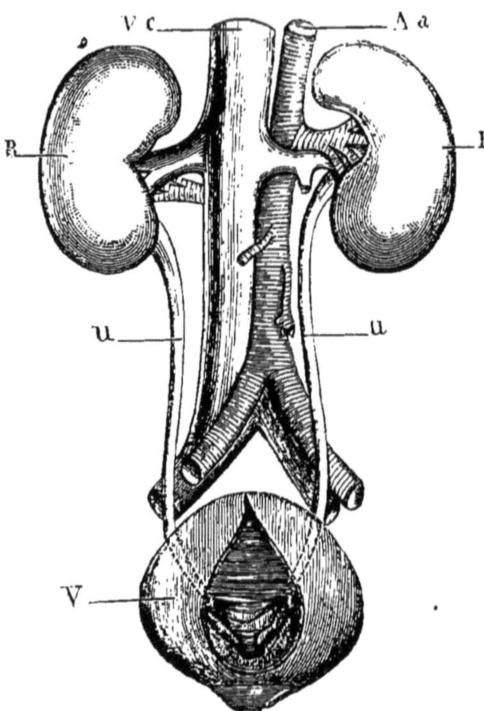

Fig. 24. — Ensemble de l'appareil urinaire. — R. R, reins. — u, u, uretères. — V, vessie ouverte. — Vc, veine cave. — Aa, aorte.

Si la digestion *introduit* dans l'économie les matériaux de l'alimentation, l'urination, elle, *extrait* de la masse du sang tous les principes organiques usés, les résidus de la désassimilation. C'est l'ensemble de ces matériaux expulsés qui forme *l'urine*.

Urine. — Liquide clair, transparent et citrin, sécrété en quantité variable avec l'âge, les saisons, les climats, le genre de travaux, d'alimentation et qu'on peut néanmoins évaluer à une moyenne d'un litre et demi par vingt-quatre heures.

L'urine a une composition très complexe; elle contient constamment, quoique en proportion variable avec une foule de circonstances :

1° *Résidus d'oxydation des aliments ternaires ou hydrocarbonés :*

Eau, acide carbonique.

2° *Résidus d'oxydation des aliments quaternaires ou azotés et des éléments anatomiques usés :*

Urée, acides urique, hippurique; créatine, créatinine, leucine, carbonates et phosphates alcalins.

3° Produits alimentaires éliminés sans utilisation directe :

Eau des boissons, sulfates et chlorures alcalins, etc.

PETITES NOTIONS MÉDICALES

Dans le cours des maladies, les proportions de ces éléments constituants de l'urine varient beaucoup, surtout celles de ceux de la deuxième catégorie qui augmentent en raison de l'intensité de la fièvre.

Chez certains tempéraments, l'acide urique et les carbonates et phosphates alcalins ont une remarquable tendance à *s'aggréger*, à former des *concrétions* de volumes variant depuis celui d'un fin grain de sable à celui d'un œuf de poule et plus, pour constituer ainsi la *gravelle* et les *calculs urinaires.*

Quand ces concrétions uriques ou phosphatiques sont formées dans le bassinet et relativement volumineuses, leur migration le long des uretères y détermine des distensions ou des déchirures très douloureuses qui constituent les **coliques néphrétiques**.

Les calculs urinaires peuvent également empêcher l'arrivée de l'urine dans la vessie et amener ainsi les redoutables accidents d'empoisonnement par l'urine, dont la sécrétion cesse bientôt.

Enfin la présence de calculs dans la vessie peut troubler la santé au point qu'on est obligé d'en faire l'extraction : c'est l'opération de la *taille.*

Seins. Glandes mammaires. Lait. — Les seins sont deux régions composées de deux glandes plus ou moins développées et appelées *glandes mammaires;* ce sont des glandes en grappes composées dont les nombreux petits canaux se résolvent en quelques conduits plus volumineux, nommés *canaux galactophores*. Le lait, sécrété dans les vésicules des glandes mammaires, est apporté au dehors par ces canaux.

Lait. — C'est un liquide nourricier destiné à l'alimentation des nouveau-nés dans toute la classe des *mammifères*.

Il renferme, tout à la fois, des matières grasses, sucrées, azotées : beurre, sucre de lait, caséine, et enfin de l'eau et divers sels. C'est donc un aliment qui contient, en proportions suffisantes, les principes nécessaires à l'entretien et au développement de tout l'organisme ; c'est pourquoi les physiologistes le nomment un *aliment complet*.

Sécrétion biliaire. Voir plus haut, annexes de l'appareil digestif. Foie.

Sécrétions salivaire, gastrique, pancréatique et intestinale, voir appareil digestif.

Sécrétions de la sueur et de la matière sébacée. Voir organe des sens, peau.

Sécrétion des larmes. Voir plus loin, sens de la vue.

Appareil digestif et digestion dans la série animale. — Si dans l'interminable série des espèces animales, la digestion varie peu en elle-même puisque partout les phénomènes qui la composent (progression et transformation des aliments) se montrent à peu près identiques, il n'en est pas de même de l'appareil digestif qui, depuis l'homme jusqu'au dernier insecte, présente tant de variétés successives dans sa structure et sa disposition.

L'homme porte les aliments à sa bouche à l'aide des mains ; il en est de même ordinairement des singes et des écureuils ; mais tous les autres animaux les saisissent directement avec les lèvres, les dents, la trompe, la langue, le bec ou les mandibules, etc.

Les dents chez l'homme sont au nombre de seize à chaque mâchoire, où elles forment deux rangées continues, les arcades dentaires ; elles ont des formes variées en raison de la nature variée elle-même de l'alimentation de l'homme.

Les singes, les carnassiers ont les mêmes dents semblablement disposées, différant très sensiblement par leur forme de celles de l'homme.

Les rongeurs n'ont que des canines et des molaires; leurs canines sont situées à l'avant, c'est-à-dire à la place des incisives absentes.

Les ruminants et les pachydermes n'ont que des molaires et des incisives; l'éléphant n'a que des molaires avec ses deux défenses fixées à la mâchoire supérieure. La place des dents absentes chez les rongeurs, les ruminants et les pachydermes se nomme *barre*.

Les reptiles ont les dents très nombreuses, aiguës, petites et faisant corps avec les maxillaires.

Comme ces derniers, les poissons ont la bouche pourvue de dents nombreuses, pointues, petites et soudées également aux maxillaires.

Les batraciens (grenouille, crapaud, etc.) sont dépourvus de dents. Il en est de même de quelques mammifères : les pangolins, les fourmilliers et les baleines.

Les oiseaux n'ont point de dents: leur bec saisit la graine, l'insecte ou la chair; le gésier fait le reste.

L'articulation de l'os maxillaire inférieur, le seul os mobile de la face, présente des *conformations différentes* selon la direction des mouvements nécessaires à la mastication des aliments. Chez l'homme cette articulation temporo-maxillaire n'a guère qu'un mouvement vertical, abaissements et élévations; il en est de même chez les carnivores.

Les rongeurs ont surtout à exécuter des mouvements de glissement dans la mastication ; la mâchoire se porte d'avant en arrière et réciproquement.

Chez les herbivores, les mouvements de mastication se font en deux sens de haut en bas et, horizontalement, sur les côtés ; ces derniers mouvements ou de latéralité sont surtout remarquables chez les ruminants.

L'appareil salivaire est en général d'autant plus développé que la quantité d'aliments nécessaires est plus grande et que le régime est plus absolument végétal.

Nous le connaissons et aussi les propriétés de la salive dans l'espèce humaine ; il est sensiblement le même dans la grande classe des mammifères.

Chez les oiseaux et les reptiles, l'appareil salivaire est peu développé, la salive elle-même peu abondante, épaisse et visqueuse. Cet appareil n'existe pas dans le reste de la série animale.

Le tube digestif est d'autant plus long que le régime est plus végétalisé ; en d'autres termes, sa longueur, est proportionnelle à la durée de la digestion complète.

L'estomac, chez l'homme et le plus grand nombre des animaux, forme une poche unique ; chez les ruminants (bœuf, mouton, chèvre, chevreuil, daim, lama, antílope, girafe, chameau, etc.), il est divisé en quatre poches ou compartiments distincts communiquant entre eux ; ce sont la *panse*, le *bonnet*, le *feuillet* et la *caillette*.

Les oiseaux ont en général trois estomacs distincts et distants l'un de l'autre ; ce sont, de haut en bas, le *jabot*, le *ventricule succenturié* et enfin le *gésier* ; ce dernier forme une poche plus volumineuse, aux parois très épaisses surtout chez les granivores où la tunique musculaire du gésier acquiert une épaisseur énorme ; l'abondance de l'élément musculaire leur permet d'écraser les graines les plus dures.

L'estomac des reptiles est simple et aussi celui des poissons ; l'intestin de tous ces animaux, reptiles et poissons, est très court puisqu'il ne représente guère que la longueur du corps.

Chez les articulés et les mollusques l'appareil digestif est relativement très développé, ses différentes parties parfaitement distinctes. L'appareil digestif est nul comme celui de la circulation chez la plupart des zoophytes. Ces derniers animaux, si voisins du végétal, n'ont aucun appareil, et les phénomènes de la nutrition s'y réduisent à un double courant (l'osmose) du milieu où ils vivent dans la masse du corps et de tous les points de celui-ci au dehors.

Absorption dans la série animale. — Chez tous les vertébrés, l'absorption se fait comme nous l'avons vu chez l'homme : les produits digérés passent du tube digestif dans les veines intestinales et les vaisseaux lymphatiques intestinaux ou chylifères.

Dans les trois grands embranchements suivants, annelés, mollusques et zoophytes, ces organes d'absorption n'existent pas ; dans tous ces cas, le produit de la digestion passe dans les vaisseaux sanguins accompagnant le tube digestif, ou bien il pénètre dans les interstices des organes et est pris et utilisé directement par les divers tissus.

Sécrétions dans la série animale. — C'est chez les mammifères que l'on trouve les appareils de sécrétion les plus développés et aussi les plus actifs ; dans le cours de vingt-quatre heures seulement l'homme sécrète un kilogramme et demi de salive, le cheval, trente-deux kilogrammes du même fluide, et le bœuf plus encore, dans le même temps.

Les oiseaux possèdent des appareils de sécrétion déjà beaucoup moins développés ; leurs glandes salivaires, par exemple, sont relativement petites et moins nombreuses ; l'appareil urinaire y est réduit aux reins et aux uretères, ces derniers s'ouvrant directement dans le cloaque, extrémité inférieure du tube digestif.

La salive des reptiles est épaisse et visqueuse et les autres liquides digestifs, très peu abondants. Ils manquent, comme les batraciens et les poissons, de vessie et d'urèthre. L'appareil urinaire, chez tous ces animaux, aboutit dans le cloaque comme pour les oiseaux.

D'autre part, il importe de signaler ici des sécrétions de nature spéciale qui sont pour les animaux qui les possèdent des armes offensives et défensives ; telles sont les sécrétions venimeuses de certains reptiles (vipère, serpent à sonnettes, trigonocéphale, etc.), la sécrétion âcre des crapauds, le venin des abeilles, guêpes, etc.

Enfin la sécrétion du castoréum, du musc, de la cire, du miel, de la soie, des toiles d'araignées, etc.

ÉLÉMENTS ANATOMIQUES ; LEUR VIE INDÉPENDANTE

Les éléments ou corps simples, oxygène, hydrogène, soufre, fer, etc., sont formés d'un nombre indéfini de particules identiques dans chaque corps et infiniment petites ; ce sont les *atomes*. De même, les corps composés minéraux résultent de l'agglomération d'un nombre incalculable de parties identiques, aussi petites que l'imagination peut le supposer ; ce sont les *molécules*.

Ces atomes et ces molécules, dans le règne inorganique, forment tous les corps. Mais dans ces aggrégations atomiques et moléculaires, qui constituent les corps, atomes et molécules conservent les propriétés que nous leur trouvons dans la plus infime partie des corps : le poids des minéraux augmente ou diminue avec le nombre des éléments sans que ceux-ci perdent leur indépendance.

De même, dans le règne organique, l'élément fondamental est *microscopique :* végétaux et animaux sont constitués de parties extrêmement petites, groupées de mille manières ; ce sont les *éléments anatomiques*.

Dans ses dernières limites, là où la série organique ou animée confine au règne minéral, l'être vivant présente la structure la plus simple, la plus rudimentaire, et végétaux et animaux sont réduits à quelques éléments anatomiques ; telles sont, dans les infusoires de toute nature, les *monades*, animalcules microscopiques formés d'un seul élément anatomique ; le *bacillus anthracis* ou *bactérie charbonneuse*, champignon microscopique dont la présence et la multiplication dans le sang constituent le *charbon*.

A mesure qu'on s'élève dans la série organique, on voit, dans les corps, les éléments anatomiques augmenter en nombre, puis prendre des formes de plus en plus variées dans des corps d'organisation plus complexe, enfin se grouper dans chaque organisme par similitude de forme et de fonction, pour constituer les divers tissus dont se compose le corps tout entier.

Maintenant que nous avons quelque idée de la structure du corps, des organes, des appareils et de leurs fonctions et enfin des tissus qui les composent, voyons ce qu'on nomme éléments anatomiques.

Le tissu osseux, observé à l'aide d'un fort microscope, se montre partout composé d'une multitude de très petites cavités nommées *ostéoplastes* et dont la paroi est formée d'ostéine incrustée de sels calcaires. L'ostéoplaste est l'élément anatomique du tissu osseux.

Les cartilages sont surtout formés d'une multitude de cellules à noyau central et groupées les unes à côté des autres. La cellule cartilagineuse est l'élément anatomique du tissu cartilagineux.

Chaque muscle est formé d'un groupe de faisceaux charnus plus ou moins nombreux, selon le volume du muscle et parfaitement visibles à l'œil nu ; ce sont ses *faisceaux secondaires*. Chaque faisceau secondaire est composé, à son tour, d'un ensemble de faisceaux beaucoup plus petits appelés *faisceaux primitifs*. Enfin, le faisceau primitif est formé d'un grand nombre de fibrilles musculaires, microscopiques, accolées mais indépendantes les unes des autres. La *fibrille musculaire* est l'élément anatomique du tissu de même nom.

Le tissu nerveux (les centres nerveux et les nerfs) se compose de faisceaux blanchâtres et de masses nerveuses, grises ; en dernière analyse, les faisceaux se réduisent aux tubes nerveux et les masses nerveuses grises, aux cellules nerveuses. Le *tube nerveux* et la *cellule nerveuse* sont les éléments anatomiques du tissu nerveux.

Le tissu graisseux ou la graisse est composé d'une masse blanche que l'analyse micrographique réduit successivement en lobes, lobules et cellules graisseuses. La *cellule graisseuse* est l'élément anatomique du tissu graisseux.

Le tissu conjonctif se compose de fibres aplaties, allongées et groupées en faisceaux aplatis eux-mêmes et entre-croisés. Cette *fibre microscopique est l'élément fondamental, anatomique* du tissu conjonctif.

La même fibre conjonctive constitue en définitive l'élément anatomique, comme nous savons, des tissus séreux et fibreux.

Dans les poumons, l'élément essentiel, c'est la microscopique vésicule pulmonaire, c'est aussi l'*élément anatomique du tissu pulmonaire*.

Dans toutes les glandes, quelles que soient leur forme et leur structure, les parties nombreuses et microscopiques qui *sécrètent* forment leurs *éléments anatomiques*.

Enfin dans le sang l'élément essentiel, fondamental, actif, celui sans lequel la vie est impossible, c'est le globule rouge, *élément anatomique du sang*.

Voilà, pour chaque tissu, ses éléments fondamentaux, anatomiques et leur conformation particulière pour chacun d'eux. Dans chaque tissu, le nombre de ces éléments dépend de son développement ou de son volume ; d'autre part, ces éléments diminuent dans les maladies qui amoindrissent le poids du corps ou en d'autres termes le poids et le volume de ces tissus, pour réaugmenter ensuite dans la convalescence jusqu'au retour à la santé.

Par ses plus fins capillaires, le sang arrive autour des éléments anatomiques des tissus, qu'il entoure comme d'un réseau ; à travers les parois de ces capillaires transsude le suc nourricier ou lymphe qui vient baigner, dans les tissus, chaque élément anatomique, lui apporter les éléments particuliers, nécessaires à sa nutrition, à la formation d'éléments anatomiques semblables. *Chaque élément anatomique vit, se nourrit, là, comme s'il était seul.*

Chacun de ces éléments anatomiques a les propriétés et les fonctions du tissu qu'il forme ; en d'autres termes, chaque tissu se compose *anatomiquement* de la somme de ses éléments indépendants et *physiologiquement* de la somme de leurs actions individuelles ; c'est la raison pour laquelle un muscle, par exemple, possède une force de contraction proportionnelle à son volume, le cerveau une puissance de faculté proportionnelle aussi à son développement, etc.

CHALEUR ANIMALE

De tout temps, on a été frappé de l'existence, chez chaque animal, d'une *chaleur propre* dans un milieu d'une température très variable et ordinairement moins élevée. Les philosophes et les médecins de l'antiquité, Galien entre autres, au IIe siècle de notre ère, pensaient que cette chaleur animale était un fluide né avec l'animal et logé dans le cœur, d'où il s'étendait au reste du corps. Cette idée prévalut jusqu'aux temps modernes.

A la fin du XVIIIe siècle, un savant français, Lavoisier, en démontrant que le phénomène chimique de la respiration était une vraie combustion ou oxydation, c'est-à-dire combinaison de l'oxygène de l'air avec certains principes du sang, renversa cette vieille et fausse idée et fit comprendre en même temps que cette combustion était la cause de la chaleur animale.

Différences de chaleur propre dans la série animale. — Il est facile d'apprécier, à l'aide de délicats thermomètres, cette chaleur animale ; elle varie avec les différentes régions du corps, augmentant à la fois des extrémités à la partie moyenne et de la périphérie à la profondeur, de sorte que c'est la partie profonde de la région diaphragmatique, le confluent des veines sus-hépatiques et de la veine cave inférieure qui est la région la plus chaude du corps, surtout parce que, là, les causes de déperdition sont moins énergiques.

C'est chez les oiseaux qu'on rencontre les températures animales les plus élevées 41°, 42°, 43° et même 44°. Puis, viennent les mammifères et parmi ceux-là, l'homme, le seul qui nous occupe ici, présente la température animale suivante : chez l'adulte, en santé, et au point le plus chaud elle est de 39° 8 (Robin), tandis que sous l'aisselle elle est de 37° à 37° 5.

Ces deux puissants ordres du règne organique, excepté les mammifères hibernants, possèdent une chaleur animale en général beaucoup plus élevée que celle du milieu ambiant, et *constante*, malgré les grandes variations de la température du milieu extérieur. La chaleur animale du Lapon et celle du Cafre sont les mêmes à un demi-degré près ; et l'homme qui passe des régions équatoriales aux pôles conserve sa température constante.

Les batraciens, les reptiles et les poissons possèdent également une chaleur propre, mais beaucoup moins élevée que celle des animaux précédents et de plus *inconstante*, c'est-à-dire variable avec celle des milieux ambiants et en définitive très peu élevée au-dessus de celle-ci.

Causes de la chaleur animale. — L'oxygène de l'air pénètre, par la respiration, d'une manière continue dans la masse du sang, se fixe aux globules rouges et est distribué sur tous les points du corps. Il rencontre, dans le sang, les produits absorbés de la digestion qui y pénètrent à chaque instant. Doué d'un pouvoir comburant très actif, cet oxygène se *combine* dans toute l'étendue de l'arbre artériel, mais particulièrement dans les vaisseaux capillaires et dans le suc nourricier qui entoure en très petite quantité chacun des éléments anatomiques des tissus, avec les *principes alimentaires combustibles*, c'est-à-dire les huiles et les graisses émulsionnées, le sucre ou glucose et aussi à une certaine quantité des substances azotées ou quaternaires. C'est donc avec raison qu'on a nommé *respiratoires* ou *thermogènes* les aliments comme les huiles, les graisses, le sucre, etc. qui sont, dans l'économie, *brûlés*, c'est-à-dire *transformés en vapeur d'eau et acide carbonique,* pour être éliminés définitivement surtout par les poumons dans l'air expiré, tandis que les aliments azotés, qui s'en vont en grande partie servir à la nutrition des tissus, sont nommés *aliments plastiques*.

On comprend facilement, après ce court exposé, que la quantité de chaleur animale produite est proportionnelle à la quantité et à l'activité des combustions organiques. Or, chez les reptiles, les batraciens et les poissons et, à plus forte raison, chez les invertébrés, la circulation est relativement lente ; de plus, sur une grande partie ou même la totalité du système circulatoire, le sang veineux et le sang artériel sont confondus ; la richesse du sang en globules rouges est faible, l'appareil respiratoire, peu développé, n'apporte que fort peu d'oxygène dans la masse du sang où, d'autre part, la digestion et l'absorption ne versent qu'en quantité relativement faible l'apport nutritif. Chez les oiseaux et les mammifères, au contraire, la circulation est double, rapide ; la richesse globulaire, considérable ; l'appareil respiratoire, très développé et la respiration, très active ; enfin l'apport nutritif abondant.

Pour toutes ces raisons, dans le *premier cas,* les combustions organiques sont peu étendues, faibles, les mouvements nutritifs (assimilation et désassimilation) lents et partant la chaleur animale produite peu *intense.* Au contraire, *chez les oiseaux et les mammifères,* ces mêmes phénomènes de la nutrition sont beaucoup plus rapides et plus énergiques et partant la quantité de chaleur animale produite beaucoup plus *élevée.*

Comme les premiers, les oiseaux et les mammifères subissent l'influence des milieux où ils vivent ; mais au lieu de s'y établir, comme eux, en équilibre de température avec le milieu, ils conservent partout, sous toutes les latitudes, une chaleur *constante* et cela par le fait de changements dans l'énergie des mouvements de nutrition.

En effet, dans les climats glacés où la respiration apporte plus d'oxygène dans la masse du sang, le besoin d'aliments, et surtout d'aliments thermogènes ou combustibles si l'on veut, est plus impérieux, les combustions organiques sont plus actives pour lutter contre les énormes et incessantes soustractions de calorique qu'impose un milieu très froid. Aussi, il ne faut pas s'étonner de voir que plus nous avançons vers le nord, plus la ration d'aliments nécessaires augmente et comprend de plus en plus de corps gras.

Dans les climats chauds, là où la température ambiante moyenne tend à se rapprocher de celle du corps, la respiration introduit moins d'air et par conséquent moins d'oxygène dans la masse du sang, l'alimentation quotidienne, moins abondante, se compose surtout de végétaux. Cependant la quantité de calorique animal produit est encore bien vite trop élevée eu égard à la déperdition beaucoup moindre ; aussi le corps se couvre-t-il de sueur, dont l'évaporation lui soustrait toute la chaleur en excès. *Dans les deux cas, la température animale est égale et constante.*

Donc, au lieu de classer, comme autrefois, les animaux en *A.* à sang chaud et A. à sang froid, il est bien plus exact de dire : *A. à température constante*, oiseaux et mammifères *A. à température variable*, batraciens, reptiles et poissons.

Dans toute fièvre, il y a *exagération* de la *circulation*, des *combustions organiques*, des *mouvements de désassimilation*, etc ; c'est la raison de l'*excès* de chaleur animale qui la *caractérise*. La détermination de la température du corps, dans les fièvres, donne une idée exacte de l'intensité de ces fièvres et aussi de leur gravité. Lorsque, chez l'homme malade, la température axillaire ou prise sous l'aisselle atteint 42° centig. et s'y maintient quelque temps, il est à peu près certain que la terminaison sera mortelle.

ASSIMILATION, DESASSIMILATION, NUTRITION DES TISSUS.

Assimilation. — Les matériaux nutritifs qui n'ont pas été oxydés ou brûlés comme aliments respiratoires (c'est-à-dire une petite partie des aliments ternaires ou hydrocarbonés et la majeure partie des aliments quaternaires ou azotés) se trouvent réduits à l'état moléculaire dans la masse du sang et au contact des éléments anatomiques des tissus, où ils arrivent par *endosmose*, c'est-à-dire en passant à travers la paroi des capillaires. Alors, ces substances, différentes encore de celle des éléments anatomiques, deviennent, par une série de transformations peu connues, semblables à la substance des éléments anatomiques et finalement, en font partie : telle est l'assimilation.

Désassimilation. — D'autre part, les éléments anatomiques des tissus abandonnent peu à peu, de leur propre substance, des molécules organiques usées ou transformées en produits différents de la substance des éléments anatomiques, et s'en séparent pour passer, au fur et à mesure de cette élimination intime, par *exosmose*, dans les vaisseaux capillaires, qui les porteront eux-mêmes aux poumons, à la peau, au foie, aux reins, à tous les émonctoirs ou dépurateurs de l'organisme enfin, pour être finalement expulsés au dehors : telle est la désassimilation.

Nutrition. — Ce double et incessant mouvement d'endosmose et d'exosmose, d'assimilation et de désassimilation des éléments anatomiques des tissus, ne s'arrête qu'à la mort ; il constitue la *nutrition*, propriété commune à tous les corps organisés.

Quand l'apport nutritif est égal au déchet organique, l'état du corps est *stable ;* c'est la caractéristique de l'âge adulte.

Si l'assimilation l'emporte sur la désassimilation, les tissus *augmentent* en poids et en volume ; c'est la caractéristique de la jeunesse. Enfin, lorsque les conditions nutritives sont inverses, il y a diminution ou *amaigrissement* des tissus et du corps tout entier, comme il arrive dans les maladies et dans la vieillesse.

ORGANES DES SENS

Les centres nerveux, nous l'avons déjà vu, ne perçoivent ni ne comprennent les impressions du monde extérieur que par l'intermédiaire d'appareils spéciaux qui, eux, reçoivent ces impressions, les transmettent au cerveau en les lui traduisant, si l'on peut s'exprimer ainsi ; tel est le rôle des organes des sens.

Ils sont symétriques, pairs, et au nombre de *dix* formant *cinq paires*, ce qu'on nomme vulgairement les *cinq sens :* le **toucher** ou **tact**, l'**ouïe**, l'**odorat**, le **goût** et **la vue.**

Les cinq sens nous révèlent les différentes propriétés des corps.

Sensation. En général, on nomme ainsi toute impression produite par le monde extérieur et perçue par les centres nerveux.

L'étendue de la vie intellectuelle dépend, dans une large

mesure, du degré de développement des organes des sens. L'aveugle-né n'a et n'aura jamais aucune notion de la couleur ; le sourd-muet de naissance également n'a pas idée du langage articulé, etc. Toutes nos idées *acquises* nous viennent donc de la connaissance du monde extérieur ; sans doute, les sensations ne sont pas ces idées, mais elles en sont l'occasion.

Sens du toucher ou tact. Structure et fonctions de la peau. Le sens du tact a pour organe la peau tout entière.

De tous les points de son étendue, cette vaste enveloppe qui limite et protège notre organisme nous transmet l'impression que produisent sur elle tous les corps.

Mais les différentes régions de la surface cutanée ne sont pas pourvues, au même degré, de la sensibilité tactile; c'est aux extrémités des membres que celle-ci est le plus développée et notamment aux mains, à la face palmaire des doigts, où le sens du tact acquiert toute son exquise sensibilité. Là, à cause de la forme de la main, de la multiplicité et de la variété des mouvements des doigts, le tact perd le caractère *passif* qu'il offre sur tout le reste du corps pour devenir *actif* et constituer cette variété du tact qu'on nomme le *toucher*, sens qui siège dans les mains et qui nous dit, surtout, la forme, la résistance, la dureté et la température des corps.

Au niveau des orifices comme la bouche, les yeux, etc., la peau se continue avec les membranes muqueuses; son épaisseur varie d'un endroit à l'autre ; très épaisse en général sur la face postérieure du corps, elle l'est moins en avant et elle devient très mince dans le conduit auditif externe, sur les paupières, etc. La peau est souple, élastique et résistante, d'une superficie totale chez l'adulte d'environ *un mètre carré et demi*. Sa surface externe n'est point unie, mais offre une multitude de *sillons* très petits, entrecroisés en divers sens, des *rides* qui augmentent en nombre et en profondeur avec l'âge, de petites élévations appelées *papilles* et enfin des *poils*.

Sa surface interne est en rapport avec une couche aussi

étendue qu'elle de tissu cellulo-graisseux plus ou moins épais selon les régions, l'âge et le degré d'embonpoint.

La peau est composée de deux couches superposées et d'épaisseur très inégale: l'une profonde, relativement épaisse, c'est la principale, on la nomme *chorion* ou *derme;* l'autre, superficielle, très mince, très adhérente au derme, c'est *l'épiderme.*

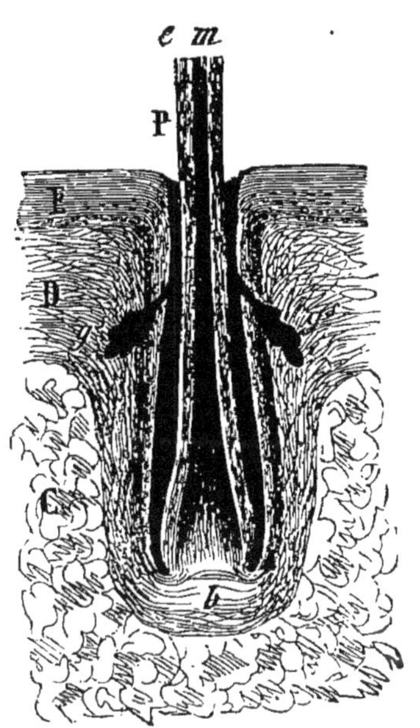

Fig. 25. — P, poil et bulbe pilifère. — E, épiderme — D, derme. — g, g', glandes sébacées. — C, substance corticale du poil.

Derme. — Le derme est une sorte de trame très serrée, souple, élastique et résistante, formée des divers tissus que nous connaissons, musculaire, cellulaire, élastique, fibreux et graisseux, mélangés en proportions constantes; il possède en outre des nerfs, des vaisseaux en grand nombre et aussi des glandes importantes placées dans la trame de son tissu: 1° les *glandes sébacées,* petites, nombreuses et destinées à la sécrétion d'une matière grasse, onctueuse, qui lubréfie, assouplit la peau et l'empêche de se dessécher, c'est la *matière sébacée;* 2° les *glandes sudoripares,* très nombreuses et versant à la surface de la peau la *sueur,* liquide clair, salé, d'une réaction tantôt alcaline, tantôt acide, de composition très complexe: eau et sels nombreux, chlorure de sodium, carbonates et phosphates alcalins. La sueur a une odeur spéciale qui devient bien vite repoussante. 3° les *follicules pileux,* petites glandes en tubes destinées à la formation de la matière épidermique constituante des poils, des ongles et des cheveux.

Épiderme. — C'est, comme son nom l'indique, la couche superficielle de la peau; il est composé d'une lame mince, transparente, insensible, appliquée comme un vernis protecteur à la surface du derme; c'est à sa surface que toutes les glandes que nous venons de nommer viennent aboutir et verser le produit de leur sécrétion.

L'épiderme est formé d'un nombre infini de cellules aplaties, rangées en couches superposées. Dans ces cellules épidermiques on remarque une quantité variable de corpuscules infiniment petits, de *couleur brune* et formant ce qu'on nomme le *pigment*. C'est ce pigment qui donne à la peau ses *différentes colorations ;* il est par conséquent très

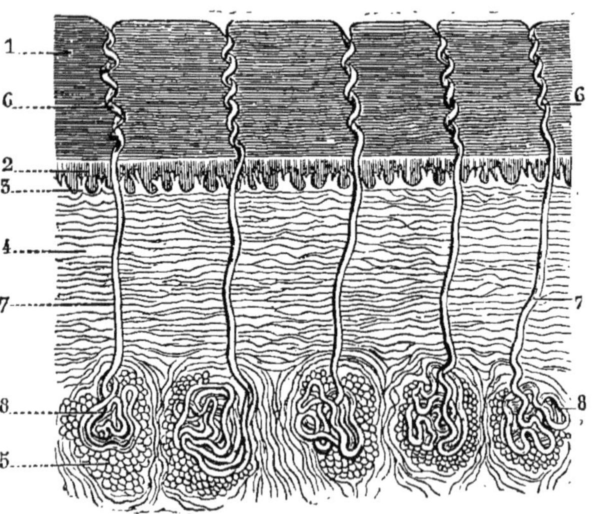

Fig. 26. — Section transversale de la peau. — 1, épiderme. — 2, corps muqueux. — 3, papilles. — 4, derme. — 5, cellules adipeuses. — 6 et 7, glande sudoripare. — 8, glomérule glandulaire.

abondant chez le nègre et nul chez l'albinos. La coloration de la peau dans ses variations est un des caractères distinctifs les plus marquants des races humaines.

Les *poils*, *cheveux*, *barbe*, *cils*, *sourcils* et *ongles* sont tout simplement des productions de nature épidermique, destinées à abriter ou à protéger les régions où on les rencontre. Ces organes, de nature semblable, ont néanmoins une structure différente. Les cheveux sont des poils très développés, croissant sur cette partie de la peau qui recouvre la tête et appelée *cuir chevelu*. Ils sont longs, cylindriques ou polyédriques, lisses, soyeux ou laineux et crépus selon les races, abondants ou non, de couleurs variées, etc.

La *barbe* présente à peu près les mêmes caractères que les cheveux; elle est l'ornement naturel du visage chez l'homme, l'apanage du sexe fort.

Les ongles sont des organes d'aspect corné, de nature épidermique, implantés à l'extrémité des doigts, chez l'homme et un grand nombre d'autres vertébrés; ils ont par conséquent des formes très différentes, comme les espèces animales elles-mêmes.

Par son extrémité interne ou *racine*, l'ongle pénètre profondément dans un repli ou dépression du derme qu'on nomme *matrice onguéale* et qui sécrète la masse épidermique qui forme l'ongle.

La partie moyenne ou corps de l'ongle chez l'homme, a une forme convexe; elle adhère solidement au derme sous-jacent qu'on aperçoit, rose, à travers l'ongle.

Enfin l'extrémité antérieure, libre, s'avance peu à peu pour recouvrir et protéger l'extrémité des doigts, ces organes particuliers du sens du toucher.

Si on arrache l'ongle, il se reproduit comme le poil à la condition toutefois que la matrice onguéale, comme le follicule pileux, reste intacte.

Goût. — Le sens du goût a pour but de nous faire connaître les propriétés sapides des corps. Il a pour siège la muqueuse buccale qui recouvre la partie supérieure ou dorsale de la langue et les nombreuses papilles qui s'y trouvent; c'est là que se distribuent une partie des nerfs glosso-pharyngiens. La délicatesse du goût varie étonnamment avec les personnes : il en est qui n'ont qu'une sensibilité gustative rudimentaire; chez d'autres elle est considérable.

Le sens voisin, **l'odorat,** concourt, lui aussi, pour une grande part dans la sensibilité gustative; il la développe, l'étend et lui donne véritablement son exquise susceptibilité ; en un mot, il en est le *complément.* En effet, qu'on se bouche le nez ou qu'un malencontreux rhume de cerveau (coryza) altère l'odorat, nous ne trouvons plus de goût aux choses les plus sapides.

L'odorat a pour siège les *fosses nasales* ou la profondeur du *nez*. Le nez, organe protecteur des fosses nasales, constitue une saillie de forme triangulaire, placée sur la ligne médiane. Il est composé de la peau, d'os plats, minces et lamelleux, de cartilages et enfin de deux muqueuses, une pour chaque fosse nasale et qu'on nomme *membrane pituitaire*.

Les fosses nasales sont distinctes, séparées sur la ligne médiane par une cloison, à la fois osseuse et cartilagineuse ; elles s'ouvrent en avant par les *narines*, dont les parois externes s'appellent *ailes du nez*, en arrière ou en dedans dans le pharynx, vers lequel elles arrivent en s'agrandissant pour constituer *l'arrière-cavité* des fosses nasales.

C'est spécialement la *muqueuse pituitaire*, à laquelle se distribue le nerf olfactif, qui préside à l'odorat.

Le nez constitue la première partie du conduit aérien pour la respiration ; il est fait exclusivement et non la bouche, quoiqu'on semble trop l'ignorer, pour cette fonction. C'est par le nez que l'air doit entrer et sortir, car le long du conduit nasal seulement, l'air s'échauffe s'il est trop froid, s'humidifie s'il est trop sec et, dans tous les cas, s'y débarrasse, comme dans un vestibule, de toutes les poussières malsaines qui l'altèrent, et il arrive pur aux poumons.

Les marches forcées, la course, les luttes, la vie dans les climats brûlants ne sont possibles qu'en respirant à peu près exclusivement par le nez.

Le nez est non seulement l'ornement du visage, mais il en fait l'expression et si les yeux sont le miroir de l'âme, est-il aussi vrai que le nez soit celui de l'esprit ?

Ce qui nous paraît assez exact, c'est que, par sa forme, il dénonce le caractère : ainsi avec certain nez court et écrasé, on a presque fatalement une nature vulgaire ; le nez en bec d'aigle est l'indice des grands sentiments, des passions héroïques ; le nez fin, allongé et pointu indique l'esprit ou l'astuce ; le nez droit, du profil grec, révèle la dignité, la grandeur d'âme ; le nez arqué et fort dénonce l'ambition, la cruauté ; le nez retroussé annonce la vivacité d'esprit, la grâce aimable, la mutinerie. Enfin tel nez, tel caractère ; mais hâtons-nous d'ajouter qu'il n'y a pas de règle sans exception.

L'ouïe. — Les oreilles forment le sens de l'ouïe ; ce

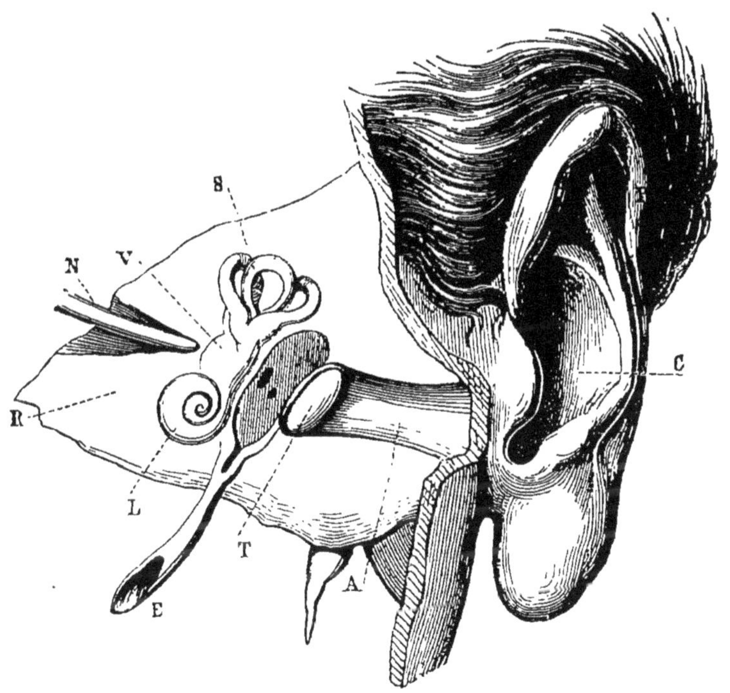

Fig. 27. — Ensemble de l'appareil auditif. — C, oreille externe et conque auditive. — A, conduit auditif externe. — T, membrane du tympan. — E, trompe d'Eustache qui s'ouvre dans l'oreille moyenne. — V, vestibule. — S, canaux semi-circulaires. — L, limaçon. — N, nerf auditif. — R, rocher.

sont deux appareils situés sur les côtés et à la base du crâne.

Chacun de ces appareils se compose de trois parties successives, désignées de la façon suivante : 1° partie externe ou *oreille externe* elle comprend le *pavillon* ou *conque* et le conduit qui lui fait suite jusqu'à la membrane du tympan, c'est le *conduit auditif externe*. L'oreille externe, tout entière, est destinée à recueillir et à concentrer les ondes sonores pour les amener sur le tympan, membrane tendue comme la peau d'un tambour et qu'elles mettent en vibration.

Deuxième partie ou *oreille moyenne*. C'est une cavité pleine d'air, creusée dans l'épaisseur du rocher ou base de l'os temporal, et communiquant en dedans avec la partie supérieure du pharynx, par un conduit nommé *trompe d'Eustache*. Ce conduit met en rapport l'air extérieur avec celui de l'oreille moyenne de sorte que la membrane du tympan supporte, sur ses deux faces, l'interne et l'externe, une pression sensiblement égale et qui favorise la transmission de ses vibrations.

L'oreille moyenne fait suite à l'externe et s'étend jusqu'à l'oreille interne ; elle possède dans sa cavité la chaîne des osselets de l'ouïe, *marteau*, *enclume*, *os lenticulaire* et *étrier*, articulés entre eux et s'étendant du tympan à la fenêtre ovale, partie de l'oreille interne.

Troisième partie, *oreille interne* ou *labyrinthe*. L'oreille interne est creusée dans l'épaisseur du rocher ; elle se compose essentiellement d'une série de *canaux flexueux*, *osseux* et *membraneux* remplis d'un liquide clair, où flottent les extrémités du nerf auditif.

Mécanisme de l'audition. — Les *ondes* sonores arrivent au pavillon de l'oreille, s'introduisent jusqu'au fond du conduit auditif externe et frappent la membrane du tympan qu'*elles* font vibrer. Ses vibrations sont transmises, le long de la chaîne des osselets, jusqu'au liquide de l'oreille interne sur lequel elles se transforment en *ondulations* qui vont ébranler les rameaux terminaux du nerf auditif, qui transmet l'impression au cerveau.

Vue. — La vue ou vision est une impression sensorielle qui nous fait connaître la forme, la couleur, la distance des objets.

Ce sens a pour organes *les yeux ;* ce sont deux appareils pairs, symétriques, composés de parties accessoires ou protectrices et de parties principales.

Parties accessoires de l'appareil oculaire. — Ces parties accessoires sont : 1° *les paupières,* voiles membraneux protégeant la partie antérieure de l'œil ; elles possèdent dans leur épaisseur un muscle circulaire, l'orbiculaire des paupières, dont les contractions closent celles-ci pour intercepter la lumière ; 2° *les cils,* poils disposés en une seule rangée sur le bord libre de chaque paupière, et plus forts et plus longs en haut qu'en bas : ils protègent les yeux contre l'intensité de la lumière et les poussières du dehors : 3° Les *sourcils*, situés au-dessus des paupières et abritant les yeux de la sueur, etc. 4° L'appareil lacrymal. Il est composé d'une petite glande en grappe située profondément dans l'angle externe de la cavité orbitaire ; ces deux glandes versent, entre le globe oculaire et les paupières, les *larmes* que les paupières, dans leurs mouvements, distribuent à la surface des yeux pour les garantir contre la sécheresse. Puis ces larmes sont reprises, pompées par un tout petit conduit, le *conduit lacrymal*, dont on aperçoit l'orifice comme un petit point à l'angle interne de chaque paupière. Le conduit lacrymal porte les larmes dans le *sac lacrymal*, petite poche située à l'opposé de la glande lacrymale, c'est-à-dire à l'angle interne de l'œil. Enfin le canal lacrymo-nasal porte les larmes du sac lacrymal dans les fosses nasales.

Ces différentes parties accessoires de l'appareil de la vision sont disposées, comme on le voit, sur le pourtour des cavités orbitaires.

Parties principales de l'appareil oculaire. Globe.

Les globes oculaires sont logés dans les orbites ; ils trouvent là un abri très efficace pour leur extrême susceptibilité.

Chaque globe oculaire, ainsi protégé, est en outre séparé de la paroi osseuse de sa cavité par une membrane fibreuse, nommée *aponévrose orbitaire* et plusieurs petits muscles qui s'insèrent, d'une part, sur les parois osseuses de l'orbite et, d'autre part, sur le globe oculaire lui-même ; ce sont les *muscles moteurs de l'œil.*

Dans cette situation, chaque globe oculaire ne peut être déplacé en aucun sens, en avant, en arrière ou latéralement, mais il se meut très facilement sur place, sous l'action de ses muscles moteurs, comme nous le verrons tout à l'heure.

Chaque globe oculaire se compose des différentes parties suivantes : 1° De membranes superposées dans l'ordre suivant de la périphérie à la profondeur : *la conjonctive*,

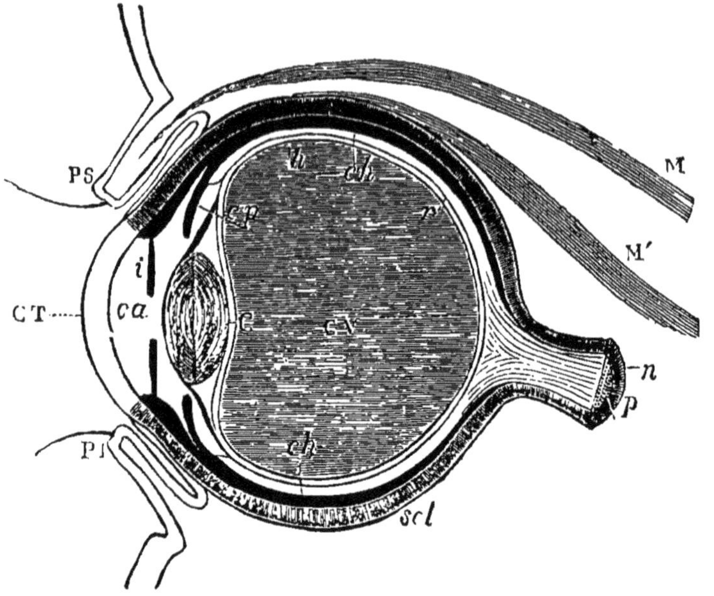

Fig. 28. — *scl*, sclérotique. — C. T. cornée transparente. — *np*, nerf optique. — *r*, rétine. — *ch*. choroïde. — *cp*, procès ciliaire repli de la choroïde. — *i*, iris repli plus extérieur de la choroïde, au centre est percée la pupille *ca*. — C. cristallin. — C V. humeur vitrée. — P. I. paupière inférieure. — P. S. paupière supérieure. — M, muscle moteur de la paupière supérieure. — M', un des muscles qui meuvent le globe oculaire.

membrane muqueuse très mince et transparente, tapissant la partie visible du globe oculaire pour se replier sur elle-même et recouvrir la face interne des paupières. La *sclérotique*, sous la conjonctive, membrane fibreuse, dure et résistante et qui apparaît blanche à travers la transparence de celle-ci. La *choroïde*, membrane formée surtout d'une couche superficielle de vaisseaux (artères et veines) nombreux et entortillés et d'une couche profonde de pigment noir. *L'iris*, partie colorée de l'œil, est une membrane circulaire, percée à son centre d'un orifice arrondi, nommé *prunelle ou pupille*. Cette membrane, est recouverte, sur sa face postérieure ou profonde, comme la choroïde, d'une couche de pigment noir, nommée *uvée*. L'iris offre une coloration noire, brune, bleue ou grise et qui résulte de l'association de la couleur noire de l'uvée et de celle du tissu conjonctif qui entre dans la composition de la membrane irienne.

L'iris, très contractile, varie à tout instant d'étendue et conséquemment aussi, l'orifice pupillaire qu'il limite. Quand la lumière est vive, éblouissante, l'iris s'agrandit, diminuant d'autant le champ pupillaire, pour ne laisser arriver sur la rétine que la quantité de lumière nécessaire à la vision distincte ; il diminue d'étendue dans l'obscurité, au contraire, et l'orifice pupillaire s'agrandit d'autant, afin de laisser pénétrer le plus possible de rayons lumineux. Ces mouvements de l'iris indépendants de la volonté, et inconscients, ressortissent exclusivement aux grands sympathiques.

Enfin la *rétine*, la plus interne des membranes de l'œil, est interposée à la choroïde et au corps vitré. Elle est extrêmement mince, demi transparente et de nature nerveuse ; on la considère comme l'épanouissement des nerfs optiques. La rétine se termine en avant au niveau des procès ciliaires ; c'est la *membrane sensible* de l'œil, c'est-à-dire celle sur laquelle se forme *l'image des objets* dont elle *reçoit* et *transmet l'impression*.

Les nerfs optiques forment la deuxième paire cervicale ; nés de la profondeur de l'encéphale, ils se dirigent en avant, convergent pour former un entre-croisement *partiel* nommé le *chiasma* des nerfs optiques. La particularité de cet entrecroisement, c'est qu'une partie seulement des tubes du nerf d'un côté passent de l'autre, tandis que les autres tubes suivent sans se croiser dans le chiasma leur direction première, jusqu'à leur terminaison à la rétine. Les nerfs optiques transmettent au cerveau les *impressions que déterminent les objets lumineux et non les images de ceux-ci comme on le croit trop souvent.*

2° De parties parfaitement transparentes et que doivent successivement franchir les rayons de lumière pour arriver sur la rétine ; ce sont d'avant en arrière : la *cornée*, membrane circulaire, peu étendue et qui s'enchâsse à l'avant sur les bords de la sclérotique ; la conjonctive se termine sur son pourtour. L'*humeur aqueuse*, liquide transparent, logé entre la cornée et l'iris, dans un espace qu'on nomme *chambre antérieure*. Le *cristallin*, corps dur, transparent, arrondi et biconvexe ou bombé sur ses deux faces, comme les lentilles dont il joue d'ailleurs le rôle. Le cristallin est logé immédiatement en arrière de l'iris et de la pupille dans un espace nommé quelquefois *chambre postérieure* et qu'il remplit entièrement. Enfin, l'*humeur vitrée*, transparente et formant à elle seule la majeure partie du volume du globe oculaire. Elle est recouverte en arrière par la rétine.

Procès ciliaires, muscles ciliaires. — La choroïde, membrane cellulo-vasculaire ou formée de tissu cellulaire lâche et de nombreux vaisseaux, se termine en avant sur le pourtour du cristallin ; elle forme là une foule de petits prolongements, triangulaires et juxtaposés, dont la réunion constitue un anneau, une sorte de chaton enchâssant la circonférence du cristallin ; *ce sont les procès ciliaires ou l'anneau ciliaire. Le muscle ciliaire* est un tout petit muscle *circulaire* attaché sur la face interne de l'orifice antérieur de la sclérotique et s'avançant sur le pourtour du cristallin, au-dessus des procès ciliaires, qu'il recouvre.

Mécanisme de la vision. — Ainsi formé, chaque globe oculaire constitue une lentille composée, merveilleuse par la facilité avec laquelle elle *s'accommode pour la vision nette, aux changements incessants de la quantité de lumière fournie par les objets lumineux.*

Cet appareil visuel a comme la lentille convergente 1° son *centre optique*, situé non pas au centre du globe oculaire, mais bien, à cause des différences de courbure des divers milieux réfringents de l'œil, au *centre de la face postérieure du cristallin ;* 2° son *axe optique*, ligne droite, fictive qui va du centre de la rétine en passant par le centre optique, bien entendu, aux objets lumineux ; 3° enfin son *foyer*, point de convergence ou de réunion des rayons lumineux et où par conséquent se forme l'image ; *il est situé sur la rétine*.

Les rayons, partis des objets lumineux ou éclairés, vont à l'œil ouvert, franchissent successivement la cornée et l'humeur aqueuse et arrivent sur la face antérieure de l'iris et au-devant de l'orifice noir et arrondi de la pupille : tous les rayons qui rencontrent l'iris sont réfléchis à sa surface et renvoyés au dehors, et *c'est précisément par ces rayons que nous connaissons la couleur de l'iris*. Les autres, au contraire pénétrent par l'orifice pupillaire, traversent le cristallin et l'humeur vitrée, vont impressionner la rétine sur laquelle ils convergent pour former l'image des objets d'où ils émanent et finalement sont absorbés par le pigment noir sous-rétinien. Dans leur trajet à travers les divers milieux transparents de l'œil, ces rayons lumineux sont de plus en plus *réfractés*, c'est-à-dire *déviés* de leur direction rectiligne pour se rapprocher de leurs axes optiques et converger sur le fond de la rétine où ils forment l'image des objets lumineux. Cette propriété de déviation ou réfraction est proportionnelle au degré de convexité de la surface des milieux.

Voilà surtout pourquoi le cristallin, dont les faces sont plus bombées ou convexes, est aussi le plus réfringent ou brisant des milieux transparents de l'œil.

Accommodation.—Dans l'œil, l'image des objets lumineux très éloignés se forme sur la rétine comme elle se formerait au foyer principal d'une lentille convergente ; mais, quand il s'agit d'objets rapprochés, très rapprochés, leur image, *par la lentille*, se fait à une distance plus éloignée de celle-ci, et il devrait en être de même *pour notre œil* dans la vision des mêmes objets, rapprochés et très rapprochés ; et alors, pour que leur image se forme bien sur la rétine, condition essentielle de la vision, il faudrait que nous nous éloignions suffisamment de ces objets ; la chose paraît plaisante, elle serait désastreuse. Leur image tend donc à se faire au delà de la rétine ; or pour corriger ou empêcher cette disposition, intervient une *force nouvelle, le muscle ciliaire ;* disposé en anneau autour du cristallin dont il enchâsse le bord, il se contracte pour la vision des objets rapprochés et d'autant plus énergiquement que l'objet est plus près. En comprimant le pourtour du cristallin, il fait bomber davantage ses deux faces et augmente ainsi leur réfringence: conséquemment le cristallin dévie ou réfracte plus fortement et fait converger *plus tôt* les rayons lumineux et cela de façon à ce que l'*image se forme toujours sur la rétine.* Eh bien, cette faculté du muscle ciliaire et du cristallin d'accommoder l'œil de sorte qu'il voie distinctement les objets les plus éloignés ou rapprochés jusque auprès de l'œil, s'appelle le pouvoir d'accommodation.

Un œil *bien conformé* est celui dont les dimensions sont telles que les objets lointains viennent se peindre nettement sur la rétine, l'accommodation étant au repos. Pour cet œil, le champ de la vision distincte ou nette s'étend de l'infini, c'est le *punctum remotissimum,* à vingt centimètres de l'œil, c'est le *punctum proximum.* A une distance moindre, c'est-à-dire tout près de l'œil bien conformé ou *emmétrope* (à la mesure), celui-ci se fatigue et voit les objets nuageux.

Tels sont les caractères de la bonne vue; mais souvent et par le fait de malformations de l'œil, d'habitudes, d'une accommodation intense et continuelle (lecture ou travaux à un éclairage insuffisant dans la jeunesse), de la vieillesse, qui amène la paresse du muscle ciliaire et la dureté du cristallin devenu par conséquent moins souple, l'axe optique ou antéro-postérieur de l'œil est plus *long* ou plus *court* que celui de l'œil emmétrope ou normal. Alors, dans le premier cas, la distance focale (du foyer, point où se forme l'image au centre optique, placé pour l'œil à la face postérieure du cristallin), est plus *grande* et dans le second cas plus *petite* que celle de l'œil normal.

La conséquence toute naturelle, *physique,* de ces diverses conformations anormales, c'est que dans le *premier cas,* l'image des objets se fait *en deçà* de la rétine, c'est la *myopie* ou *courte vue;* aussi les myopes ne voient pas les objets éloignés et ne distinguent nettement les caractères d'imprimerie dans la lecture qu'en les approchant à quinze, dix et même cinq centimètres de leurs yeux, parce qu'ainsi l'image des objets s'éloignant de la lentille ou cristallin à mesure que ceux-ci s'en approchent, il arrive un moment où cette image se forme nettement sur la rétine ; c'est la *vue distincte* pour l'objet observé chez le myope.

Dans le second cas, au contraire, celui de l'œil trop *court*, l'image se fait *au delà* de la rétine ; c'est la *presbytie* ou *longue vue*, par cette raison que les presbytes ne voient distinctement que les objets assez éloignés, et sont obligés, pour distinguer nettement les petits objets environnants, de s'éloigner ou de les éloigner à trente, quarante, cinquante et même soixante centimètres de l'œil ; alors, l'image se rapprochant de la lentille à mesure que l'objet s'en éloigne, il arrive un moment où elle se trouve formée sur la rétine ; c'est la *vision distincte* pour les presbytes.

Appareil visuel double, vue simple. — Puisqu'il y a deux globes oculaires, deux rétines, deux images de chaque objet, *une sur chaque rétine*, comment se fait-il que nous ne voyions qu'un seul objet, qu'en d'autres termes la vue soit simple? Si l'on veut bien se rappeler que les deux nerfs optiques se bifurquent à leur entrecroisement et que la moitié *externe* du gauche reste dans le nerf gauche tandis que sa moitié *interne* passe dans le nerf droit et réciproquement pour ce dernier, on comprendra que les deux rétines qu'ils vont former par leur *épanouissement* sont constituées chacune par les deux nerfs optiques, que la partie interne de l'une répond à la partie externe de l'autre, qu'enfin, si on les détachait et les superposait, dit Béclard tous les points de leur surface se correspondraient deux à deux, *comme origine*. Or ces points, se correspondant ainsi et ayant même origine de l'un ou l'autre nerf optique, jouissent de cette propriété qu'étant deux à deux simultanément excités, ils ne transmettent au cerveau qu'une impression; on les appelle pour cette raison *points identiques*. Or, *dans les conditions ordinaires de la vision, ces points identiques sont simultanément excités ou frappés par les rayons lumi-*

neux; voilà pourquoi il n'y a qu'une impression transmise, qu'une sensation, qu'une idée.

Images renversées, vision droite. — Les objets lumineux ou éclairés forment, à la surface de notre rétine, leur image *renversée*, et cependant nous les voyons *droits*, pourquoi? Parce que ce n'est pas cette *image rétinienne* et *renversée* qui nous est transmise au cerveau, mais bien *l'impression* des rayons lumineux avec la *notion* de leur *direction réelle*, et c'est suivant cette direction réelle qu'est comprise, rapportée et projetée par le cerveau la sensation perçue.

PETITES NOTIONS MÉDICALES.

Sens du toucher. — Chacun de nos sens est susceptible, par une éducation ou culture spéciale d'acquérir un degré de finesse extraordinaire, c'est-à-dire de recueillir et de transmettre des impressions à ce point légères qu'elles restent nulles pour le plus grand nombre. Les sauvages, vivant errants dans les déserts et constamment menacés par des ennemis de toute nature, ont l'ouïe et la vue merveilleusement développées.

Bien plus, cette délicatesse d'un sens peut suppléer à l'usage d'un autre sens ; c'est ainsi que le toucher remplace, en une foule de circonstances, le sens de la vue. S'inspirant de cette notion, le célèbre Haüy, à la fin du XVIIe siècle, créa l'enseignement des aveugles, que nous voyons aujourd'hui munis d'un alphabet de caractères en relief, écrire et lire avec rapidité :

Sens du goût. — La gustation consiste dans la pratique naturelle, ordinaire du goût. La dégustation est l'exercice attentif et cultivé de la même sensation. Ceci nous amène à parler du *gourmand* et du *gourmet.* Le gourmand mange et boit avidement et avec excès, goûtant peu ou point ce qu'il prend ; il aime surtout la quantité. Le second, au contraire, promène dans toutes les parties de sa bouche les mets qu'il n'avale qu'après un long et délicieux contact ; il déguste.

Non seulement le sens de l'odorat étend celui du goût mais, très cultivé, il peut encore le remplacer. On connaît l'histoire du vieux moine de Johannisberg qui, sans avoir jamais bu de son vin, connaissait, par le seul odorat, la qualité, l'âge et même les différents crus du fameux domaine.

Surdité. — La surdité consiste dans la perte du sens de l'ouïe. La surdité est curable ou non. Elle se produit 1° lorsque le conduit externe est obstrué ; 2° lorsque le tympan est détruit ; 3° lorsque la chaîne des osselets présente quelque solution de continuité ; 4° dans la paralysie du nerf auditif (voir Hygiène, excrétion auriculaire).

La **Myopie** est une affection que l'on rencontre de plus en plus fréquemment chez les enfants et les jeunes gens. Elle est parfois naturelle, mais, le plus souvent, elle est due à une sorte d'allongement de l'œil ou mieux de son diamètre antéro-postérieur, allongement qu'amène peu à peu une *accommodation énergique et trop longtemps soutenue pour la lecture, l'écriture, les travaux à la loupe etc. dans un éclairage insuffisant.*

Chez les oiseaux, en général, mais surtout chez certaines espèces comme l'aigle, le milan, l'épervier, les pigeons voyageurs, etc., l'appareil visuel est construit de telle façon que la vision distincte des plus petits objets est extrêmement éloignée.

La myopie doit être traitée de façon bien différente selon son degré. Chez les enfants affectés de myopie légère et commençante, dit un savant ophtalmologiste français, Javal, on arrêtera immédiatement le progrès du mal par l'emploi de *verres convexes*, car ainsi la myopie, qui est due, *là*, aux efforts de l'accommodation seulement, s'arrête avec celle-ci devenue nulle, grâce à l'aide des verres convexes.

Pour les mêmes raisons, les adultes, affectés de myopie faible, devront lire sans lunettes.

Dans les cas où la myopie est moyenne il faut n'user que de verres *concaves* justement suffisants pour lire à une distance modérée, sans besoin d'accommoder ou sans effort de l'œil, car les verres forts rendent la myopie rapidement *progressive.*

Lorsque la myopie est considérable, il est évident qu'il faut user de verres appropriés, biconcaves.

Enfin tous les myopes, sans distinction, devront, dans la lecture, l'écriture, les travaux à la loupe, etc. faire en sorte que la distance des livres, cahiers, etc. aux yeux, soit *toujours la même.*

La **Presbytie** commence à se montrer chez les yeux emmétropes, normaux, de quarante à cinquante ans. A mesure, en effet, que l'on avance en âge le cristallin devient plus dur et partant moins souple, et le muscle ciliaire moins puissant; c'est pourquoi l'énergie du pouvoir d'accommodation diminue peu à peu pour ne plus pouvoir faire suffisamment dévier ou converger les rayons lumineux pour la vision distincte, rapprochée. En d'autres termes, le punctum proximum s'éloigne peu à peu et le presbyte ne lit bien qu'à trente, quarante-cinq, cinquante centimètres. C'est alors que l'usage des lunettes convexes ou convergentes, venant en aide à la faiblesse d'accommodation, sera très utile.

Le **Strabisme** ou loucherie est une déviation permanente de l'un ou des deux yeux, due au raccourcissement d'un ou de plusieurs des muscles moteurs du globe oculaire. L'œil est porté du côté des muscles raccourcis, bien entendu.

Le louche ne regarde ordinairement qu'avec un seul œil et s'il veut regarder un objet avec les deux yeux à la fois, il en voit deux. Car alors, selon la théorie des points identiques (voir plus haut, images renversées et vision droite,) les rayons lumineux partis du même objet ne frappent plus, n'impressionnent plus des points rétiniens symétriques et d'origine identique, mais venus les uns d'un nerf optique, les autres de l'autre; voilà pourquoi il y a deux impressions distinctes perçues.

La **diplopie** est un trouble visuel constitué par ce fait que l'on voit deux images pour un seul objet.

La diplopie est amenée par la congestion du cerveau, l'ivresse, etc., et c'est pourquoi certains ivrognes disent *voir double*.

La **cataracte** est une affection de l'œil, due à l'opacité du cristallin ; d'où la cécité plus ou moins complète, selon ce degré d'opacité.

L'opération de la cataracte consiste à extraire ce cristallin, à la fonction duquel on suppléera par l'usage de verres fortement convergents.

Illusions. — L'illusion est l'interprétation trompeuse sur la cause d'une sensation. Le ventriloque, berçant entre ses bras une poupée d'où il paraît faire sortir, à sa fantaisie, des cris, des jacasseries, nous procure autant d'illusions ; il en est de même lorsqu'au théâtre on imite les grondements du tonnerre, le bruit de la pluie, etc. Toute personne qui, par la tournure, les gestes, la voix, etc., imite la tournure, les gestes et la voix d'une autre personne, nous est l'occasion d'autant d'illusions, et si l'imitation est très exacte, nous disons *l'illusion est complète*.

Hallucinations. — Chacun de nous a parfois entendu des tintements, des bruits de cloche, le roulement d'une voiture sur le pavé, etc., et constaté bien vite que ces diverses sensations sont *sans cause* et que le plus grand silence n'a pas cessé de régner autour de nous.

Les malades, tout éveillés, diront souvent qu'ils entendent des bruits, qu'ils voient des personnes ou des objets, des animaux, etc., alors qu'il est évident qu'il n'y a autour d'eux *aucune raison de ces sensations*.

Les fous vivent d'ordinaire en compagnie d'êtres imaginaires ; ils entendent, voient, touchent, etc. des personnes, des animaux qui leur parlent, les menacent, les poursuivent, etc. alors qu'il n'y a *rien autour d'eux*.

Tous ces cas de sensations *sans causes* sont des hallucinations.

On nomme *visionnaires* les personnes qui éprouvent fréquemment et exclusivement des hallucinations de la vue.

L'illusion et l'hallucination ont cette ressemblance que toutes deux nous induisent en erreur. L'illusion ! c'est une erreur sur la nature de sa cause. L'hallucination ! c'est une erreur sans cause ni objet.

Vue dans la série animale. — La conformation de l'appareil visuel dans la grande classe des mammifères est sensiblement celle que nous avons vue chez l'homme ; il en est de même du mécanisme de la vision ; remarquons seulement que chez certains mammifères domestiques et herbivores comme le cheval, le bœuf, etc., l'orifice pupillaire est elliptique et horizontal, tandis que chez les carnassiers, comme le chat, il est elliptique et vertical.

Chez les oiseaux, l'appareil oculaire présente, au centre du globe, un repli rayonné nommé *peigne*, formé : d'une dépendance de la choroïde recouverte de pigment choroïdien et enfin d'un prolongement de la rétine. Le sens de la vue est très développé chez ces animaux et particulièrement chez les oiseaux à haut vol qui, des hauteurs de l'atmosphère, distinguent le plus petit oiseau caché sous l'herbe.

Quelques reptiles n'ont pas de paupière (vipère, couleuvre, etc.), d'autres en ont trois (lézard, tortue).

Les poissons n'ont ni paupières ni, par conséquent, appareil lacrymal, et leur globe oculaire, peu mobile d'ailleurs, possède une cornée assez plate et un cristallin sphérique.

Dans le vaste embranchement des articulés ou annelés, la conformation de l'appareil visuel est toute différente de celle que nous avons vue chez les animaux supérieurs. Chez tous les insectes et les crustacés, par exemple, outre que les yeux sont complètement dépourvus de ce que nous avons nommé les parties secondaires de l'appareil de la vue (paupières, appareil lacrymal, etc.), ils sont privés de l'iris, du muscle ciliaire, de tout l'appareil de l'accommodation, en un mot ; ils sont réduits à leur plus simple expression : cornée, corps vitré, pigment noir absorbant, surface sentante rétine très petite et nerf optique.

L'œil y est de forme variable, sphérique, conique, pyramidal, membraneux, etc.

Il repose directement au fond d'une dépression ou fossette placée elle-même sur les côtés ou au-dessus de la tête ; tel est l'œil *sessile*, ou bien, il est supporté par un appendice ou pédicule mobile, c'est l'œil *pédiculé*.

Enfin il présente simplement une cornée très petite, plane ou légèrement convexe ; on dit alors que l'œil est *simple*.

Souvent le globe oculaire se compose d'un grand nombre de petits cônes oculaires (yeux simples) pressés les uns contre les autres, convergeant par leurs sommets pour aboutir à la rétine et juxtaposés par leurs bases polygonales pour former une cornée à nombreuses petites facettes. Chacun de ces nombreux cônes est constitué à son sommet par un point microscopique de la surface rétinienne, puis de corps vitré, de pigment recouvrant la cavité de chaque cône, et à sa base de cornée dont le pigment recouvre aussi la périphérie, ne laissant clair que le point central de celle-ci : tel est l'œil *composé* ou *à facettes*.

Le champ visuel est plus étendu et plus net pour les yeux pédiculés et composés que pour les yeux sessiles et simples.

Le mécanisme de la vision pour tous ces yeux est sensiblement le même que pour les nôtres : tous les rayons lumineux qui arrivent obliquement à ces yeux tombent sur le pigment qui les absorbe ; ceux-là seulement qui suivent, dans leur marche, l'axe des petits cônes aboutissant à la rétine forment l'image des points lumineux d'où ils émanent et provoquent l'impression de lumière que transmettra le nerf optique.

LARYNX. VOIX. PAROLE. LANGAGE

Le *larynx* est l'appareil de la voix, le lieu où elle se forme.

L'appareil vocal fait toujours partie du conduit aérien ou respiratoire, parce qu'il emprunte à ce conduit la colonne d'air nécessaire à la production de la voix.

Le larynx se compose d'un ensemble de pièces cartilagineuses (cartilages thyroïde, aryténoïde, cricothyroïdien) groupées et réunies entre elles par des ligaments, des membranes fibreuses enfin de petits muscles, de manière à former une cavité qui s'ouvre en haut dans le pharynx et se continue en bas par la trachée.

En haut, le larynx est séparé du pharynx par une sorte de couvercle cartilagineux, nommé *épiglotte*, qui s'abaisse dans les mouvements de déglutition pour clore le larynx

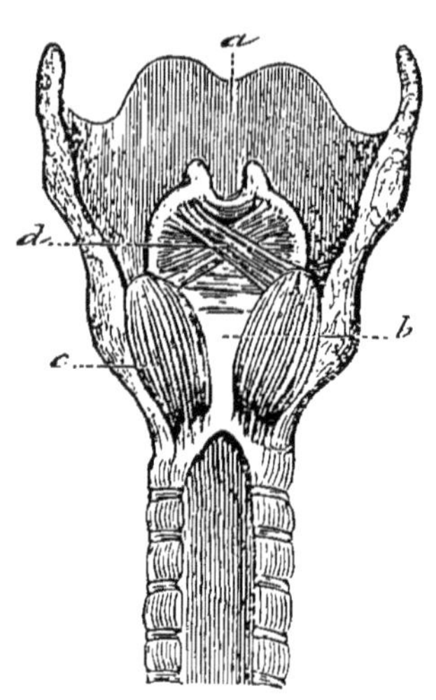

Fig. 30. — Larynx vu par sa face postérieure. — *a*, cartilage thyroïde. — *b*, cartilage cricoïde. — *d*, muscle aryténoïdien. — *c*, crico-aryténoïdien postérieur.

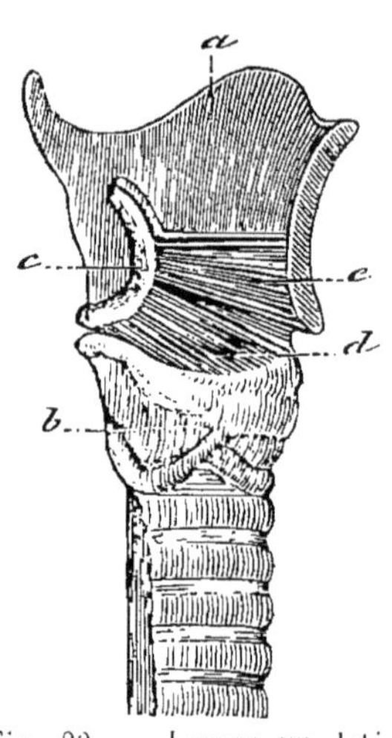

Fig. 29, — Larynx vu latéralement. *a*, cartillage thyroïde. — *b*, cartilage cricoïdien. — *c*, cartilage aryténoïde. — *d*, crico-aryténoïdien latéral. — *e*, muscle thyro-aryténoïdien.

et empêcher les aliments ou la salive d'y pénétrer. S'il arrive que quelque corps étranger pénètre dans le larynx, immédiatement surviennent de la suffocation et des accès de toux qui continuent jusqu'à l'expulsion de l'intrus.

La *trachée-artère*, qui fait suite, en bas, au larynx est un conduit membraneux et cartilagineux qui s'étend au-devant du pharynx et de l'œsophage jusque dans la poitrine, où il se bifurque pour former les deux grosses bronches droite et gauche.

Immédiatement au-dessous du larynx et en avant de la

trachée, existe une glande qui enveloppe en partie ce conduit de ses deux lobes; c'est *la glande thyroïde*. Son rôle est parfaitement inconnu, mais en revanche elle est assez fréquemment sujette à un développement énorme qui constitue le *goître*.

Au-dessous de la glande thyroïde se trouve une autre glande de même nature, très allongée, puisqu'elle s'étend de la partie moyenne du cou jusque vers la base du cœur,

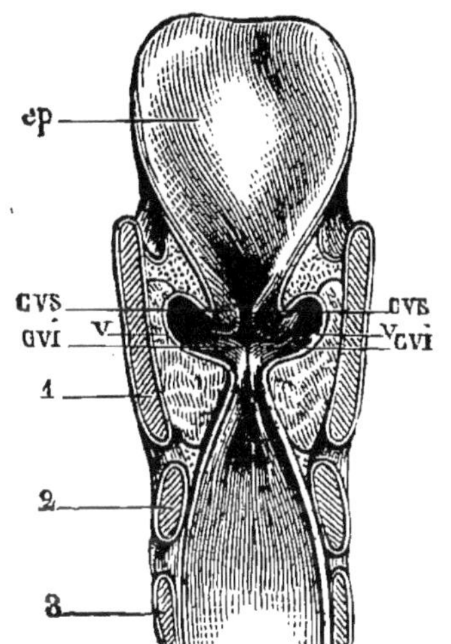

Fig. 31. — Coupe verticale du larynx. — *ep*, épiglotte. — 1, cartilage thyroïde. — 2, cartilage cricoïde. — 3, trachée artère — *vcs*, cordes vocales supérieures. — *cvi*, cordes vocales inférieures. — *v*, ventricules du larynx.

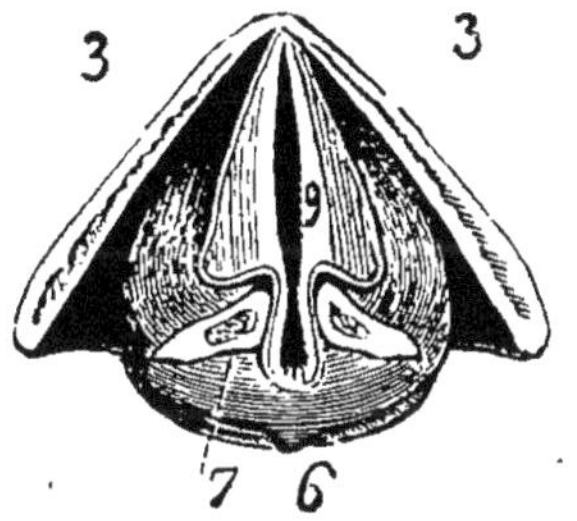

Fig. 32. — Coupe transversale du larynx, au niveau des ventricules, montrant la forme de la glotte *g*.

au-devant de la trachée et des bronches, c'est le *thymus*, qui se développe chez l'enfant jusqu'à un an ou deux, puis diminue en s'atrophiant tout doucement pour disparaître entièrement vers l'âge de douze ans.

Le rôle du thymus nous est inconnu, comme celui des amygdales et de la glande thyroïde.

La cavité du larynx possède quatre replis, deux de chaque côté, situés l'un au-dessous de l'autre et séparés par une dilatation ou renflement de la cavité laryngée.

Les deux replis inférieurs se nomment *cordes vocales inférieures* et l'espace qui les sépare la *glotte*. Les deux supérieurs, moins importants, se nomment *cordes vocales supérieures;* enfin le renflement qui, de chaque côté, sépare la corde vocale inférieure de la supérieure, s'appelle *ventricule du larynx.*

Mécanisme de la voix. — Chez l'homme et les animaux pourvus de larynx (mammifères, oiseaux et quelques reptiles), l'air, passant nécessairement par le larynx, file librement si l'homme ou l'animal ne veut faire entendre aucun son ; mais, au contraire, s'il veut produire quelque son, les cordes vocales se tendent immédiatement et leur tension les rapproche par leurs bords, en rétrécissant beaucoup le conduit laryngé. Alors, la colonne d'air, chassée de bas en haut, presse, fait vibrer en passant les parois de cette étroite ouverture, c'est-à-dire les cordes vocales inférieures ; et les ondes sonores, ainsi produites, sont amplifiées dans les ventricules situés au-dessus.

Les vibrations sonores de ces cordes vocales sont d'autant plus *nombreuses* que l'orifice glottique qu'elles limitent est plus petit ; c'est pourquoi la voix est plus *aiguë* chez l'enfant que chez l'adulte, chez la femme que chez l'homme, chez le roquet que chez le terre-neuve.

Le pharynx, le voile du palais, les fosses nasales, les dents, les lèvres constituent, par leur ensemble, le *tuyau vocal,* appareil qui donne à la voix son *timbre ;* c'est pourquoi chaque espèce animale et chaque individu a un timbre de voix qui lui est particulier ; voilà la raison aussi des changements du timbre de la voix dans les affections de l'une ou de l'autre des parties du tuyau vocal.

Langage articulé. — Il se compose de sons articulés ou paroles, d'une phonétique très étendue ou variée qui a pour but l'expression des idées ; la phonétique est d'autant plus riche qu'elle appartient à un peuple plus civilisé.

La *Ventriloquie* est la faculté qu'ont certaines personnes de parler à haute voix tout en tenant la bouche fermée ou tout au moins immobile, et de plus d'imprimer à cette voix un timbre tel que les paroles paraissent venir d'une partie quelconque de leur corps ou même du dehors ; aussi pour les spectateurs, l'illusion est complète.

De tout temps, il y a eu des ventriloques, depuis la pythonnisse d'Endor jusqu'à l'homme à la poupée, qui amusait tout Paris, il y a quelques années.

Le *bégayement* consiste en un trouble de la parole, causé par un défaut d'harmonie, un désordre entre l'incitation motrice et les mouvements de la langue. Le bégayement peut être guéri par l'éducation de la parole, ce en quoi un remarquable instituteur (Chervin) a obtenu de beaux succès.

Parole. — L'homme seul a la faculté de pouvoir disposer des différentes parties du tuyau vocal pour *modifier*, *coordonner* et *articuler* les émissions de la voix, c'est-à-dire en faire la *parole* et le *langage*, dont la langue est l'organe essentiel.

La faculté de la parole est indépendante de la voix, puisque les gens aphones (c'est-à-dire sans voix) peuvent parler bas. La parole est sous la dépendance du cerveau et, d'une manière plus précise, de la troisième circonvolution du lobe antérieur gauche (Bouillaud, Broca).

Toutes les lésions de cette circonvolution amènent des troubles dans la faculté du langage et, selon l'intensité de ces troubles, le malade ne sait plus prononcer certains mots, certaines syllabes ou même aucun mot, il est alors *aphrasique*.

L'ouïe dans la série animale. — La partie essentielle de l'appareil de l'ouïe est l'oreille interne ; aussi est-ce la dernière à se modifier, à se simplifier, à mesure que nous descendons dans la série animale.

Chez les mammifères, la disposition de l'appareil auditif est sensiblement la même ; les différences que l'on remarque d'une espèce à l'autre intéressent surtout la conformation de l'oreille externe : le pavillon s'y montre souvent très développé et très mobile.

Les oiseaux sont privés du pavillon. Cette simplification est plus marquée encore chez les reptiles qui sont, eux, complètement dépourvus de l'oreille externe (pavillon et conduit auditif externe), leur tympan est à fleur de tête.

Les poissons n'ont ni oreille externe ni oreille moyenne ;

l'interne seule existe et encore elle est dépourvue du limaçon.

Enfin chez les crustacés et quelques mollusques, l'appareil auditif est réduit à deux *petits sacs* remplis de liquide et placés à la base des antennes pour les crustacés.

Partout ailleurs l'appareil de l'ouïe manque ; alors le sens du tact remplace celui de l'ouïe.

Odorat dans la série animale. — L'appareil et le sens de l'olfaction sont beaucoup plus développés chez un grand nombre de mammifères que chez l'homme ; tels sont les ruminants, les carnivores et entre autres, le chien.

Les oiseaux, ceux de proie exceptés, ont l'organe et le sens de l'odorat notablement simplifiés.

Chez les poissons, l'appareil olfactif est réduit à deux dépressions très petites et de structure rudimentaire.

Enfin, chez tous les invertébrés, l'appareil de l'odorat et l'odorat lui-même sont indistincts ou nuls. Néanmoins, il est des exceptions frappantes et connues de tout le monde : les fourmis, les guêpes, les abeilles sont attirées par l'odeur du sucre, du miel, etc., quoiqu'elles n'aient aucun rudiment d'appareil olfactif. On pense que chez ces insectes le sens de l'odorat a pour siège les stigmates ou orifices externes des trachées.

Sens du toucher dans la série animale. — A proprement parler, le sens du toucher n'existe guère que chez l'homme et il a pour organe les extrémités des doigts. Chez tous les animaux il n'y a que le sens du tact, sens plus passif et ayant pour organe la superficie du corps.

Voix dans la série animale. — La voix est une fonction qu'on ne rencontre, cela se comprend, que chez les animaux à respiration pulmonaire et pourvus de larynx ou organe vocal. Tous les mammifères jouissent de cette fonction et aussi les oiseaux et certains reptiles (grenouilles, crapauds, reinettes, etc.). La grande différence qu'on rencontre dans la voix de chaque espèce animale concerne surtout le timbre vocal, qui dépend de la nature du corps vibrant (larynx) et du tuyau vocal ou ensemble des voies respiratoires situées au-dessus du larynx.

Chez les oiseaux il y a *deux larynx*, l'un, *supérieur*, situé à la place du larynx des mammifères; il est peu développé; l'autre, *inférieur*, plus important, situé à la bifurcation de la trachée en ses deux bronches; c'est le vrai larynx, l'organe du chant.

Les batraciens possèdent un larynx aux cordes vocales rudimentaires, pour le coassement.

Les bruits variés que produisent une foule d'insectes n'ont aucun rapport avec la voix; ils sont dus au frottement de certains organes entre eux, contre le corps ou aux mouvements rapides des ailes, etc. (grillons, sauterelles, cigales, mouches).

HYGIÈNE

Matière de l'hygiène, santé. — Il existe un rapport intime entre notre organisation et notre composition, si l'on peut s'exprimer ainsi, d'une part, et la nature, la composition et les propriétés du milieu où nous vivons. Or, ce milieu, c'est, tout simplement, l'ensemble des éléments qui nous entourent et, d'une manière plus rigoureuse, la résultante des propriétés et des actions réciproques de ces éléments les uns sur les autres : le *sol*, *l'eau*, *l'air*, *la chaleur*, *l'électricité*, *la lumière*.

Mais ces divers éléments constitutifs de notre milieu varient dans leurs propriétés ou leur composition selon les différents points du globe. En effet, le sol est argileux, calcaire ou sableux, etc. ; ou bien il est nu, sec ou brûlant comme dans une partie des régions équatoriales ; constamment gelé ou couvert de neige comme dans les régions polaires. Ailleurs, il est marécageux, couvert d'épaisses forêts ou de champs parfaitement cultivés ; ou bien, il est plan, montagneux, etc.

La chaleur solaire, cet autre élément, varie énormément avec l'altitude, la latitude, etc.

Certaines contrées sont dépourvues d'eau, comme les contrées équatoriales ; d'autres n'ont que des eaux stagnantes, la côte occidentale de l'Italie ; certains pays sont arrosés de nombreux et beaux fleuves.

L'air, dans certaines régions, est toujours chargé d'effluves, de miasmes marécageux; d'autres contrées jouissent d'une atmosphère pure et délicieuse, etc.

Toutes ces variations entraînent autant de modifications dans l'action qu'exerce sur nous chacun des éléments de notre milieu; les unes sont favorables, les autres pernicieuses. Sans doute, l'homme peut vivre dans toutes ces conditions, mais combien son existence est différente dans les unes et dans les autres! Là, la vie humaine est longue, heureuse, et l'homme y donne essor à son aise à toutes ses facultés; ici, elle est brève et maladive; l'homme, sans force, y succombe de bonne heure aux influences pernicieuses qui l'entourent.

La connaissance des influences sur notre santé du milieu où nous vivons, la recherche des moyens propres à lui enlever toute action nuisible ou susceptibles d'améliorer ce milieu; en un mot, l'ensemble des précautions nécessaires pour nous faire vivre dans de bonnes conditions, en santé enfin, tel est le but de l'hygiène générale.

La *santé* est cet état de bien-être du corps et de l'esprit, résultant de l'intégrité parfaite de nos organes et de leurs fonctions.

Santé passe richesse; c'est le plus précieux de tous les biens, mais peut-être aussi le plus fragile. Nous sommes exposés à le perdre à tout instant et quand nous l'avons perdu sans espoir de le recouvrer jamais, combien la vie nous devient pénible!

Apprenons donc à conserver notre santé en nous protégeant intelligemment contre les maladies dont les causes nous entourent sans cesse.

I. Sol. — On nomme ainsi la couche superficielle, perméable à l'air et à l'eau, de la terre; la couche immédiatement sous-jacente et non cultivable s'appelle *sous-sol.*

Le sol et le sous-sol reposent sur une profonde épaisseur de terrains, formés eux-mêmes d'épaisses couches superposées, de composition et d'aspects divers et dont l'ensemble constitue ce qu'on nomme, en géologie, la *croûte ou l'écorce terrestre.*

Cette science nous enseigne que l'écorce terrestre (partie

superficielle, refroidie et solide du globe) s'est formée lentement par l'action successive du *refroidissement de notre planète, des mers primitives et des glaciers*. La partie centrale du globe, c'est-à-dire sa presque totalité, est restée incandescente et liquide, et c'est sa chaleur inouïe et ses perturbations violentes qui ont produit les montagnes, les vallées, et sont encore, aujourd'hui, l'unique cause des tremblements de terre, des affaissements et des soulèvements de l'écorce terrestre, mobile et élastique autour de cette masse incandescente.

La *surface terrestre* est donc *inégale:* elle présente de nombreuses montagnes d'autant plus hautes qu'elles sont plus près de l'équateur, couvertes ou non de neige, selon l'altitude et la latitude, de profondes vallées, enserrées entre ces montagnes, enfin des plaines.

Elle est *nue et sèche*, c'est-à-dire sans végétation : telles sont les contrées polaires, avec leur manteau de neige, et les pays équatoriaux, avec leurs sables brûlants.

Elle est *couverte* de végétations spontanées comme dans les pampas d'Amérique et les steppes de la Russie.

Elle est *cultivée* et alors elle s'embellit de champs et de forêts; telle est la plus grande partie de l'Europe.

La surface terrestre est *humide et marécageuse*, quand les terrains sous-jacents sont granitiques ou argileux, imperméables à l'eau, enfin.

Elle est *sèche*, quand ces mêmes terrains sont calcaires ou siliceux. Elle exhale alors beaucoup d'acide carbonique dans l'air, et les eaux pluviales, d'autre part, y entraînent beaucoup d'oxygène de l'air.

Elle est *sillonnée* de nombreux cours d'eau et *baignée* d'eaux stagnantes, ou enfin, manque d'eau entièrement.

Le sol absorbe, conserve ou émet plus ou moins facilement la chaleur solaire, selon sa nature et sa couleur ; les terrains sablonneux sont ceux qui l'absorbent le plus facilement.

Enfin la surface du sol est constamment pourvue d'électricité soit positive, soit négative.

II. Eau. — L'eau existe partout. Elle forme : 1° les *eaux* *salées* ou marines, et les mers recouvrent les trois quarts de la surface du globe. Ces eaux, sans cesse en mouvement, possèdent, en plus du flux et du reflux, de profonds courants liquides allant de l'équateur aux pôles et réciproquement. 2° Les *eaux continentales :* sources, fleuves, rivières, canaux. 3° Les *eaux stagnantes :* lacs, étangs, marais et marécages. 4° Les *eaux pluviales :* ces eaux résultent de la condensation de la vapeur d'eau de l'atmosphère, des brouillards, des nuages et des neiges. La quantité de pluie diminue de l'équateur aux pôles.

L'eau est absolument indispensable à l'entretien de la vie à la surface du globe ; elle entre dans la composition de tous les corps vivants, elle leur est aussi nécessaire que l'air.

III. Air. — C'est un fluide gazeux qui enveloppe la terre en formant une épaisse couche de plus de cent kilomètres de hauteur et qu'on nomme *atmosphère*. A mesure qu'on s'élève dans l'atmosphère, on remarque que la température, la densité, l'état hygrométrique et la pression atmosphérique diminuent. On arrive dans la région des nuages qui sont disposés en couches, à diverses hauteurs, selon leur densité ou leur nature. Les plus élevés sont les *cirrus*, qui, dans leurs mouvements continuels, oscillent entre six et sept mille mètres. Au-dessous sont les *stratus*, nuages en forme de bandes comme on en voit souvent au lever et au coucher du soleil ; plus bas, sont les *cumulus*, blancs, brillants et pelotonnés, comme des masses de coton accumulées sans ordre ; enfin les plus inférieurs sont les *nimbus* ou nuages pluvieux, d'un gris uniforme.

Tous ces nuages sont mobiles dans les hauteurs de l'atmosphère, s'y forment à tout instant, sont emportés par les vents, disparaissent, reviennent.

L'humidité de l'atmosphère est constituée par la vapeur d'eau qu'elle contient toujours, mais en quantité très variable, selon la latitude, l'altitude, la saison, le jour, la nuit, les vents, les circonstances locales, etc.

L'humidité atmosphérique est extrême quand l'air contient, à une température et à une pression déterminées, autant de vapeur d'eau qu'il en peut contenir : c'est l'état hygrométrique à son maximum. Dans ces circonstances, si la pression atmosphérique augmente ou que la température diminue, une partie de la vapeur d'eau se condense et tombe tout doucement sur le sol. C'est ainsi que se forme le brouillard, par exemple, à la fin d'une chaude journée d'automne et d'avril.

La masse atmosphérique est soumise aux lois de la pesanteur et elle exerce en conséquence à la surface du sol et sur tous les corps qui s'y trouvent une pression constante variant avec la latitude, l'altitude et la température. Elle peut-être évaluée à 10,000 kilogrammes par mètre carré ou superficiel. Or, la surface du corps humain étant d'environ un mètre carré et demi, nous supportons en tous sens une pression énorme, équilibrée par la tension des gaz de notre organisme.

Accidents que provoque chez nous la diminution de la pression atmosphérique. — Lorsqu'on s'élève en ballon à de hautes régions, là où la pression atmosphérique est beaucoup moindre, on sent bientôt un malaise général qui peut être suivi de syncope et de la mort elle-même : la respiration devient courte, pénible, haletante ; les veines se gonflent et aussi la peau, les lèvres et les paupières se boursoufflent et le sang s'échappe par le nez et la bouche.

Vents. — Pas plus que les mers, la masse atmosphérique n'est tranquille. Sous l'influence de causes multiples, il se forme dans sa masse des courants nommés vents.

Les vents sont classés ainsi selon leurs caractères particuliers.

Vents constants, comme les *alizés* qui soufflent perpétuellement dans les régions équatoriales et toujours des pôles à l'équateur ; *vents périodiques*, comme les *moussons* qui soufflent dans les régions équatoriales également, mais, six mois dans une direction et six mois dans la direction opposée.

Vents locaux, comme le *mistral et le simoun* qui soufflent dans les régions équatoriales et une partie des tempérées.

Vents accidentels, qui se produisent tantôt sur un point tantôt sur un autre.

Enfin la masse atmosphérique est encore bouleversée par les tempêtes, les ouragans, les trombes, les cyclones.

IV. Électricité. — L'électricité existe dans la nature, là où il y a chaleur, lumière, mouvement, c'est-à-dire partout en quantité plus ou moins appréciable. Dans les contrées où les phénomènes physiques et chimiques de la végétation sont puissants et incessants, là où les fermentations, les combinaisons et décompositions des corps s'effectuent largement, l'électricité existe en grande quantité. Elle est moindre là où tous ces phénomènes sont lents et rares, c'est-à-dire là où la vie générale est moindre. Elle augmente des pôles à l'équateur comme les orages. Elle est positive ou négative.

V. Chaleur. — La chaleur de l'atmosphère et de la surface du sol nous vient de la chaleur terrestre, pour une infime partie, et du soleil pour la presque totalité. Elle est très inégale et très variable sur les différents points du globe et à tous les instants.

En général, elle présente son maximum dans les régions équatoriales, diminue à mesure qu'on s'avance vers les pôles où elle présente son minimum : elle est donc en raison inverse de la latitude.

Partout, elle diminue très vite à mesure qu'on s'élève dans l'atmosphère et dans toutes les régions du globe les couches atmosphériques supérieures sont glacées ; c'est la demeure des cirrus, des cumulus, et des neiges éternelles sur les hauts sommets ; la chaleur solaire est donc aussi en raison inverse de l'altitude.

Elle change aussi avec les saisons ; elle est plus intense en été et présente son maximum en juillet, alors que le soleil, très haut, demeure longtemps au-dessus de l'horizon ; elle diminue jusqu'à la mi-janvier, où elle offre son minimum, alors que le soleil s'élève peu au-dessus de l'horizon et disparaît bientôt ; la chaleur que nous envoie le soleil est en raison inverse de l'obliquité de ses rayons.

D'autre part enfin elle varie avec la présence ou l'absence

du soleil qu'occasionne le mouvement diurne, la composition du sol, la présence ou l'absence des montagnes, de la surface des eaux, des forêts, etc.

VI. Lumière. —La lumière nous vient de sources multiples : les étoiles, l'électricité, les combustions vives et surtout le soleil. Elle nous arrive de cet astre à travers l'atmosphère qui absorbe une partie de la lumière solaire, en réfléchit une deuxième partie et enfin laisse passer le reste qui nous arrive. L'intensité de la lumière solaire est comme celle de la chaleur, en raison inverse de la latitude, etc.

SOL, EAU, AIR, CHALEUR, ÉLECTRICITÉ, LUMIÈRE

LEURS RAPPORTS, LEURS INFLUENCES RÉCIPROQUES DANS LA CONSTITUTION DU MILIEU QU'ILS FORMENT.

Primitivement, alors que notre planète était tout simplement une masse incandescente d'un volume monstrueux et douée d'une chaleur inouïe, tous ses éléments ou corps simples, irréductibles enfin, étaient libres, séparés, car il n'existait alors aucune combinaison de ces éléments : *chaleur inconcevable et état gazeux*, tel était l'état physique des premiers âges de notre planète.

Dans la suite, la chaleur terrestre, se perdant sans cesse et en grande quantité par rayonnement à travers les espaces interplanétaires, les éléments de notre planète, dans le cours de milliers de siècles, passèrent à l'état liquide : alors se firent les premières combinaisons et apparurent les premières manifestations certaines de l'électricité.

Pendant une incalculable série de siècles, que de combinaisons et de décompositions chimiques, que d'explosions formidables au sein du chaos obscur, livré à la chaleur et à l'électricité, avant qu'il existât quelque stabilité dans les premières combinaisons des éléments simples, ce prélude de notre planète vers l'organisation, vers la vie !

Puis, les terres et les mers formées, séparées, l'atmosphère s'épura et permit enfin aux rayons solaires de venir éclairer la surface de notre planète. Grâce aux actions combinées des divers agents que nous énumérons plus haut, *la première manifestation de la vie se fit sur la terre:* les premières algues, les premiers mollusques, d'une organisation rudimentaire, primitive, apparurent sur les rivages des mers chaudes, boueuses et peu profondes.

Dans les âges qui suivirent, apparurent peu à peu et successivement des espèces végétales et animales nombreuses et variées qui prirent dans la suite un gigantesque essor.

Enfin, à l'époque où notre planète a pu lui offrir les conditions nécessaires à son existence, à son extension, *l'homme vint à son tour.* Il vint sans défense au milieu d'un grand nombre de causes destructrices, qui pouvaient l'anéantir, lui, chétif. Mais, en revanche, Dieu l'avait doué d'une organisation intellectuelle merveilleuse et capable de devenir le maître de la nature; et peu à peu sa race couvrit le globe.

A cette époque reculée, la terre jouissait d'un climat uniforme, mais depuis, les conditions de milieu pour les végétaux et les animaux se sont lentement modifiées; les différents climats se sont formés; aussi de nombreuses espèces ont disparu peu à peu en même temps que d'autres apparaissaient. L'espèce humaine, elle, est demeurée, s'accommodant à ces nouvelles conditions d'existence.

Tel est le milieu où nous vivons aujourd'hui; il est, si l'on peut s'exprimer ainsi, la résultante des actions et des influences simultanées et réciproques de ses éléments constituants. Il varie avec chacun d'eux et avec tous dans les différentes régions du globe; c'est pourquoi les hygiénistes divisent chaque hémisphère en trois grandes zones, nommées *climats.*

Les **Climats chauds** (torrides, brûlants ou tropicaux) s'étendent, dans chaque hémisphère, sous les régions équatoriales de 0° à 30° de latitude. Ils comprennent la plus grande partie de l'Afrique, l'Amérique centrale, les îles d'Océanie, l'Inde, la Perse et l'Arabie.

Ils offrent une température constamment élevée, puisque la moyenne annuelle oscille entre 27° et 32° centig.; aussi ils n'ont que deux saisons : six mois de chaleur extrême, sans eau, avec une température toujours très élevée : *étés secs et brûlants.* Puis six mois de pluies interminables, avec un léger abaissement de température : *hivers humides et chauds.*

Dans tout le cours de l'année, la pression atmosphérique, dans ces climats tropicaux, est à peu près invariable ; la température, au contraire, y subit, chaque nuit, un abaissement énorme qui la diminue parfois de moitié.

Les **Climats froids** s'étendent dans chaque hémisphère du 55° au pôle ; ils comprennent, par conséquent, la Suède, la Norwège, la Finlande, le nord de la Russie, la Laponie, l'Islande, le Groënland, la Sibérie, etc.

Dans ces régions, la température baisse à mesure qu'on s'avance vers le nord. Comme les chauds, les climats froids ont deux saisons : *étés courts, hivers longs et rigoureux.* De même, les jours sont courts et les nuits longues, mais tempérées par la fréquence des *aurores boréales.*

Les **Climats tempérés** s'étendent, dans chaque hémisphère, du 30° au 55° de latitude ; ils comprennent ainsi presque toute l'Europe et une grande partie de l'Amérique.

Contrairement aux climats chauds et aux glacés, ils offrent une température très variable avec les saisons, les mois, les jours même, aussi leur température moyenne et annuelle oscille entre 3° et 20° et la pression atmosphérique y offre de grandes variations ; ils ont quatre saisons.

Des rapports des climats avec la nature des maladies.

Il est des affections que nous contracterons partout, quoique avec une inégale fréquence, comme la pleurésie, la fluxion de poitrine, la phtisie pulmonaire, etc.; il en est d'autres, au contraire, qu'on ne rencontre que dans certaines contrées, parce que là, seulement, se développent leurs causes génératrices ; ainsi, on ne connaît la fièvre jaune qu'aux Antilles, au Sénégal, etc., dans certaines contrées des climats torrides, enfin. De même, le choléra asiatique, la peste, nous viennent des terrains d'alluvions des climats tropicaux, l'Inde, l'Égypte, etc., épargnant les terrains sablonneux, calcaires et granitiques.

Les terrains marécageux donnent plus spécialement naissance aux fièvres intermittentes ou paludéennes.

Le goître se rencontre dans les vallées profondes des pays montagneux comme celles des Alpes, des Cordilières, etc.

Lorsque l'air ambiant possède, en excès, de l'acide carbonique (lieux de fermentation, encombrements, etc.), il détermine certaines affections comme maux de tête, vertiges, côma, asphyxie, délire, syncope et même la mort.

Par l'ozone (on nomme ainsi de l'oxygène électrisé et condensé), il produit l'agitation du système nerveux et une grande activité de la respiration.

L'humidité se montre avec le froid ou avec la chaleur et, dans ces deux cas, agit sur nous différemment.

L'air chaud et humide ralentit, affaiblit les actes de la nutrition du corps ; il amène la paresse physique, la dépression intellectuelle et morale : il est donc *débilitant.*

L'air froid et humide, s'il agit brusquement sur des sujets peu vêtus, ralentit ou supprime les fonctions de la peau (exhalation, transpiration), enlève le calorique et produit finalement la congestion ou l'inflammation des organes profonds : des poumons, d'où, fluxion de poitrine, apoplexie ; du cerveau, d'où, congestion et hémorrhagie ; des intestins, d'où, congestion, diarrhée ; des articulations, d'où, rhumatisme, etc.

Lorsque le sel est répandu en assez grande quantité dans l'atmosphère, comme dans l'air marin, il produit l'excitation des fonctions de l'organisme, dessèche la peau, excite la soif, amène la fièvre : il est *stimulant.*

La pression atmosphérique, dans ses variations avec les climats, influe beaucoup sur l'organisme ; l'ascension des hautes montagnes ou celle en ballon nous indispose, comme nous l'avons vu plus haut.

Les poussières minérales, végétales ou animales, répandues parfois en grande quantité dans certains milieux, influent différemment sur notre santé selon leur nature, mais toutes d'une manière désastreuse (voir hygiène professionnelle.)

La chaleur a également sur nous une influence considérable ; sans doute l'homme peut vivre et vit, en effet, dans les températures les plus extrêmes, depuis le pôle boréal où elle descend jusqu'à 20° au-dessous de zéro, jusqu'au cap de Bonne-Espérance où elle atteint 48° au-dessus de zéro.

Il n'en est pas moins vrai que lorsque l'homme passe rapidement d'une température élevée à une très basse, il en ressent des effets immédiats et intenses, les uns généraux, les autres locaux.

Effets généraux. — Sensation de faiblesse générale ou de courbature, affaiblissement des sens et du système nerveux, insensibilité, besoin de sommeil et souvent, en effet, sommeil léthargique et mort.

Effets locaux. — Ces effets sont ou rapides : arrêt de la circulation, refroidissement, engourdissement, fourmillement et bientôt congélation d'une partie ou l'autre du corps : ou lents : troubles de la circulation, gonflement, rougeur, engelures, crevasses. Ces derniers effets locaux se montrent surtout aux pieds et aux mains.

Si, contrairement, on passe du froid à une température excessive, la chaleur produira sur nous des effets pareillement généraux et locaux.

Effets généraux : étourdissements, maux de tête, malaise, sommeil, insolation et quelquefois mort, due à la congestion cérébrale.

Effets locaux : la peau se gonfle, rougit sous l'influence de l'ardente chaleur ; elle sue abondamment.

L'électricité atmosphérique agit sur l'économie de façons très différentes, selon sa nature et sa quantité.

Effets légers. — L'électricité positive, en petite quantité, active toutes les fonctions organiques et produit, par conséquent, une heureuse influence. La négative, qui existe à la surface du sol et dans les couches les plus inférieures de l'atmosphère par les temps orageux, amène de l'accablement, du malaise, un énervement général.

Effets violents. — Lorsque le sol, l'atmosphère et les nuages qui logent dans sa masse sont très chargés d'électricité, comme il arrive si souvent dans les contrées équatoriales, les orages sont très fréquents et voici ce qu'ils peuvent produire sur nous. Si la tension des fluides électriques contraires des nuages orageux et du sol peut triompher de la résistance de l'air, les fluides courent l'un vers l'autre, se combinent en formant l'étincelle, la foudre enfin. Quand la foudre nous atteint, elle produit sur nous les phénomènes les plus divers : parfois ce sont des lésions profondes, des brûlures étendues et la mort ; ou bien, la mort sans lésion apparente et survenue instantanément par l'épuisement de notre force musculaire et nerveuse ; ou encore, la mort par congestion pulmonaire ou cérébrale subite ; ou enfin, la foudre en nous frappant ne laisse que des paralysies plus ou moins persistantes.

On croit communément qu'il suffit de toucher le cadavre d'un foudroyé pour qu'il tombe en cendres ; c'est une erreur, car il ressemble bien plutôt au cadavre rigide d'un individu mort de congélation.

Les effets de la foudre sont parfois des plus extraordinaires et paraissent tenir du prodige, puisque le fluide électrique va jusqu'à reproduire sur le corps des foudroyés l'image d'objets environnants, comme le démontrent des observations très authentiques.

Le danger d'être foudroyé augmente pour nous dans les conditions suivantes : courants d'air, marches rapides surtout en voiture, voisinage d'arbres élevés, de clochers, agglomération d'individus, port d'objets métalliques. Il diminue, au contraire, par l'action des paratonnerres, le port de vêtements de laine ou de plume.

Hâtons-nous de dire que les accidents dus à la foudre sont excessivement rares et n'ayons point de frayeur en face de l'orage, phénomène naturel et plein de grandeur. Si cependant nous ne pouvons nous défendre de cette faiblesse, couchons-nous dans notre lit et pensons que

Dieu, qui ne nous veut point de mal, a bien fait toute chose.

Quand un foudroyé survit à la commotion électrique, on soigne ses brûlures ou paralysies commes les brûlures ou paralysies ordinaires.

La lumière solaire est indispensable ; elle exerce sur nous la plus remarquable influence par ses rayons lumineux et calorifiques. Nous n'avons plus à parler ici que des premiers ; ils agissent de la façon la plus bienfaisante sur tous les êtres vivants : la chlorophylle, matière colorante verte, ne se développe, dans le tissu des végétaux où elle joue le premier rôle, que par l'action de la lumière solaire. Lorsque le soleil vient à manquer aux plantes, elles ne s'assimilent plus le carbone, elles blanchissent, perdent leur chlorophylle, languissent et meûrent.

Elle agit à peu près de la même façon sur nous : les concierges vivant au fond des loges obscures, les mineurs, certains prisonniers ont les tissus flasques et mous, la peau pâle et bouffie ; ils perdent toute leur vigueur. D'une manière générale, les individus ordinairement privés de lumière fournissent un nombreux contingent à la scrofule et à la phtisie.

Largement distribuée, elle favorise étonnamment la nutrition de l'homme, des animaux et des végétaux : de même que les essences végétales offrent des dimensions, des beautés, des richesses de coloris qui diminuent à mesure qu'on va du sud au nord, les espèces animales et l'homme lui-même (question de race à part), présentent une régularité de développement, une ampleur de taille, une vigueur de formes qui diminuent chez les peuples échelonnés de l'équateur aux pôles.

L'intensité de la lumière solaire donne à la peau une coloration plus foncée, provoque les éphélides ou taches de rousseur, l'érésipèle de la face, l'insolation ; elle irrite les yeux, produit l'inflammation de leurs membranes, le larmoiement, etc.

HABITATIONS

RÈGLES D'HYGIÈNE CONCERNANT L'EMPLACEMENT, LE VOISINAGE L'ORIENTATION, LE CHOIX DES MATÉRIAUX, LA CONTENANCE, ETC.

La question des habitations est très importante, parce que, de toutes façons, elle intéresse notre santé ; nous nous contenterons ici d'esquisser les règles hygiéniques qui doivent présider à la construction ou au choix d'une habitation salubre.

Une bonne et saine habitation est bâtie sur un terrain sec ; s'il est argileux ou marécageux, on doit défoncer profondément le sous-sol, enlever les terres et accumuler à leur place beaucoup de sable, cailloux, etc., ou enfin, faire la construction au-dessus de vastes caves, où l'air circule facilement.

La maison d'habitation doit être élevée au-dessus du sol et cette élévation est d'autant plus indispensable que le sous-sol est plus humide.

Elle sera suffisamment éloignée des marais, des forêts et des établissements insalubres (voir plus loin hygiène publique).

La maison d'habitation sera, en général, orientée au midi.

La nature des matériaux de construction varie nécessairement avec les contrées ; mais toujours ceux qu'on emploiera devront être parfaitement secs.

L'habitation doit avoir une contenance proportionnelle au nombre de ses habitants.

Les murailles doivent être épaisses et sèches, les plafonds unis. Les planchers, séparés du sol par un espace où l'air circule facilement, sont construits en briques, pavés, pierres ou bois, mais les planchers en bois sec et dur sont préférables.

La toiture est en tuile, ardoise, plomb ou zinc, mais jamais en chaumes ou en planches.

Les portes et les fenêtres doivent être grandes, hautes, et, comme elles sont destinées à l'aération et à la ventilation des appartements, elles seront opposées, les portes en face des cheminées.

Les escaliers seront larges et bien disposés également pour l'aération facile de chaque pièce.

Les eaux ménagères seront portées au loin ou iront se perdre profondément dans le sol.

Depuis quelques années on a apporté un tel perfectionnement dans l'installation des latrines à l'intérieur des habitations qu'il est de beaucoup préférable de les y placer.

Néanmoins à la campagne, où ordinairement l'importance de l'habitation ne comporte pas pareille installation, les latrines peuvent être construites au dehors. Elles seront pourvues d'une fosse profonde qu'on puisse vider aisément, assez éloignées de la maison d'habitation et cachées dans un massif d'arbres, qui les abrite.

Les latrines doivent être désinfectées dans la saison des chaleurs avec du chlorure de chaux, du sulfate de fer, etc.

Chaque pièce de l'habitation devra offrir à son locataire au moins six mètres cubes d'air par heure.

La nuit, dans la chambre à coucher, on ne doit conserver ni animaux ni plantes.

La pièce habitée doit être chauffée d'une façon modérée, 15° environ, dans la période du froid. C'est alors surtout que la ventilation devra être établie d'une façon rigoureuse, et en cela l'existence des cheminées est de première importance.

Les étages souterrains d'une habitation sont toujours humides ; la lumière et l'air y sont insuffisants ; en conséquence ces logements sont presque toujours malsains.

Les rez-de-chaussée ne sont salubres que lorsque la maison est construite comme nous l'avons dit, élevée sur un sol rocailleux, sec ou sur des caves bien aérées.

Les étages supérieurs, bien ouverts à la chaleur et à la lumière, et disposés comme il est dit, sont en général les plus salubres.

Habitations insalubres, leurs inconvénients. — Malheureusement il s'en faut de beaucoup que les habitations réalisent ces conditions d'hygiène ! Aussi que de maladies dues exclusivement à quelque manquement grave aux prescriptions les plus élémentaires de l'hygiène dans la construction d'une maison d'habitation ?

Là, c'est une maison construite sur un plateau trop élevé ; elle expose trop aux rigueurs du froid, exige trop d'efforts pour l'habiter, provoquant ainsi le développement d'affections aiguës et chroniques des poumons et du cœur.

Là, les maisons, les villages tout entiers reposent dans de profondes vallées, des gorges étroites et humides de pays montagneux : la masse d'air s'y renouvelle difficilement, l'atmosphère et les eaux y sont privées de composés iodiques et l'on voit s'établir le goître, la scrofule, le crétinisme, l'imbécillité, etc.

Ici, les villages sont construits trop près des forêts, des étangs ou des marécages et leurs populations sont aux prises avec les rhumatismes, les fièvres intermittentes.

Ailleurs, la fosse à fumier entoure la maison et sert de fosse d'aisance. Les pluies et la chaleur font fermenter et entraînent toutes ces déjections jusqu'à la fontaine ou au puits qui alimente le village, où de temps en temps l'on voit survenir quelque épidémie grave de fièvre typhoïde.

Trop souvent les pièces sont petites ou insuffisantes pour le nombre d'habitants, ou bien la ventilation y est nulle : alors, mais surtout l'hiver, ces derniers sont exposés aux syncopes, à l'asphyxie même. Ils ont le teint hâve, souffreteux et fatigué.

VÊTEMENTS

Les animaux naissent avec des fourrures, l'homme seul naît parfaitement nu sous toutes les latitudes, de sorte qu'un de ses premiers besoins, après celui des aliments, a été de se protéger, de se couvrir de façon à atténuer l'influence directe exercée sur lui par les milieux où il vit.

D'après cela, nous définirons ainsi les vêtements, avec Becquerel : *Substances de natures diverses et de formes variées que l'homme emploie pour se couvrir.*

Les vêtements sont faits de matières végétales : caoutchouc, chanvre, lin, coton, phormium tenax, abaca, etc. ; de substances animales : laine, peaux, soie.

En général, le nombre, la disposition, la forme et la nature des vêtements doivent changer et changent beaucoup en effet avec les climats, les saisons, les races, le degré de civilisation, etc. Dans les contrées équatoriales, le vêtement est réduit à une mince et souple enveloppe, à une ceinture ou même fait complètement défaut, comme chez les nombreuses tribus de l'Océanie et de l'Afrique centrale.

A mesure qu'on avance vers les pôles, les vêtements sont plus nombreux, plus épais, plus étroits et les Esquimaux sont enfouis sous des masses de fourrures.

Rôle et classification hygiénique des vêtements. — Nous n'avons pas à parler du sentiment de pudeur qui nous porte à nous vêtir, mais uniquement à rechercher le rôle physique des vêtements : ils modifient puissamment et régularisent sur notre corps l'influence constante des agents du milieu où nous vivons : chaleur, froid, humidité, électricité, lumière, etc. Ils sont comme des étuis qui isolent la plus grande partie de notre corps du milieu ambiant. Leur action est, bien entendu, proportionnelle à leurs pouvoirs conducteur, émissif et absorbant pour le calorique et aussi à leur pouvoir hygrométrique.

Les vêtements d'origine animale sont moins bons conducteurs de la chaleur et prennent moins l'humidité ou sont moins hygrométriques que les vêtements d'origine végétale. Toutes les substances vestimentaires peuvent être classées ainsi, en raison décroissante de leur degré de conductibilité pour la chaleur et l'électricité : *lin*, *chanvre*, *coton*, *soie*, *laine*, *peaux*, *fourrures*.

Les vêtements de fil de lin, de chanvre et de coton sont donc relativement bons conducteurs de la chaleur et de l'électricité et de plus il sont hygrométriques, c'est-à-dire absorbent facilement la vapeur d'eau ou l'humidité. En conséquence, ils reçoivent et répandent rapidement sur le corps la chaleur extérieure et conduisent de même la chaleur du corps au dehors. Pour cette raison, ils ne sauraient, à eux seuls, composer un vêtement. Ils forment ce qu'on appelle les *vêtements frais*, qui sont d'un usage agréable et hygiénique dans la saison chaude, alors que la température du corps reste supérieure à celle du dehors assez élevée elle-même.

Les vêtements de laine, flanelle, drap, mérinos sont mauvais conducteurs du calorique et non hygrométriques ; en un mot, ils enveloppent le corps de telle façon qu'ils lui conservent sa chaleur propre et l'isolent de la chaleur et de l'humidité extérieures : ils sont donc éminemment convenables et hygiéniques sous toutes les latitudes ; car, dans les pays froids ils conservent au corps sa chaleur et celle de la couche d'air interposée qui le recouvre immédiatement ; dans les pays chauds, au contraire, ils le protègent contre une température ambiante accablante.

Les vêtements de peaux et de fourrures sont les moins conducteurs et les plus épais, aussi on les rencontre dans les climats rigoureux, là où le froid est si intense que les parties incomplètement abritées ou découvertes sont bientôt gelées.

Les propriétés des matières vestimentaires sont très sensiblement modifiées par leur texture, leur couleur et leur forme. Plus les tissus sont serrés moins ils sont chauds ; la couleur blanche est la moins chaude ; enfin lorsque les vêtements sont larges et amples comme les burnous des Arabes du désert, ils sont moins chauds que lorsqu'ils sont serrés et étroits.

Le cou ne doit jamais être gêné ; il doit rester nu chez les enfants pour les habituer aux intempéries et les préserver ainsi des angines. Plus tard, les cravates seront légères et lâchement nouées.

Coiffure. — La tête sera ordinairement nue ou recouverte d'une coiffure légère et perméable à l'air. L'usage continu de coiffures lourdes et chaudes provoque les névralgies, la congestion, la calvitie.

Composition hygiénique du lit. — Un lit doit se composer à peu près ainsi : 1° une charpente en bois ou en fer, 2° un sommier soit élastique soit plus simplement de crin, de paille de maïs, de froment ou de seigle ; 3° Un lit de plume ; 4° d'un ou deux matelas de laine toujours placés *sur* le lit de plume. 5° Un traversin, draps et couvertures.

Le lit de plume, placé en dessus, a l'inconvénient sérieux de tenir trop chaudement, de provoquer des sueurs, de s'imprégner d'humidité et d'amener des névralgies ; il ne convient qu'aux vieillards.

ALIMENTS

Les aliments sont empruntés aux deux règnes de la nature et ils comprennent *les aliments proprement dits et les boissons*.

Le règne organique nous fournit : 1° la viande de nombreux animaux de la classe des mammifères, celles des oiseaux et des poissons :

Viandes rouges, saines et agréables : bœuf, mouton, porc, cheval, âne et mulet.

Viandes blanches, faciles à digérer mais moins nutritives que les précédentes : Veau, agneau, jeunes mammifères, poulets, dindes, oies.

Viandes noires, maigres, agréables mais très excitantes ; daim, lièvre, chevreuil, cerf, canard sauvage, bécasse, perdrix, etc.

Nombreux poissons, crustacés, mollusques.

2° Œufs, miel, graisse, lait, beurre et fromage.

3° Les végétaux nous donnent des *aliments très divers* : haricots, lentilles, pommes de terre, choux, carottes, poires, pommes, prunes, huiles, *boissons :* vin, bière, cidre, café, thé, eau-de-vie, etc ; blé, seigle, orge, sarrasin, maïs, riz, céréales servant à la fabrication du pain.

Pain. —Le pain se fait avec les farines de ces différentes céréales, de l'eau, du levain et quelquefois du sel ; l'art de faire du pain s'appelle *panification.*

Un pain de bonne farine et bien fait offre les caractères suivants : la croûte, ferme, est d'égale épaisseur en dessus et en dessous, d'un jaune doré ; elle comprend environ le quart du pain tout entier. La mie est criblée d'yeux, souple et, selon la farine employée, blanche ou grise. Ce pain a une saveur appétissante. Le pain doit être mangé rassis, parce qu'alors il se divise et s'insalive mieux que le pain tendre.

Classification des aliments d'après leur composition et leur rôle dans la nutrition. — Les aliments peuvent être réduits en un petit nombre de substances toujours identiques à elles-mêmes, d'une composition bien connue et qu'on nomme *principes immédiats.* Ces principes existent tout formés dans les aliments d'où ils proviennent ; ce sont : la fibrine, l'albumine, la caséine, le gluten, la légumine, la graisse, le beurre, le sucre, l'amidon, etc.

Les uns sont composés de quatre corps simples : azote, oxygène, hydrogène et carbone; on les nomme pour cette raison *principes immédiats quaternaires, albuminoïdes* ou *azotés*, parce que tous contiennent de l'azote, que l'on rencontre dans nos tissus. Ce sont l'albumine, la fibrine, le gluten, la caséine, la légumine.

Les autres sont composés de trois corps simples : oxygène, hydrogène et carbone ; on les nomme *principes immédiats ternaires* ou *non azotés ;* ce sont les graisses, le beurre, les huiles, le sucre, l'amidon, etc.

Rôle de ces divers principes dans l'alimentation. Les principes azotés et les non azotés ont chacun une destination bien définie et différente dans le développement ou l'entretien du corps. Les aliments azotés sont plus spécialement affectés à la nutrition des tissus, qui sont, comme eux, des substances quaternaires, azotées.

Les aliments ternaires, une fois arrivés dans le sang, sont distribués dans la profondeur des tissus, et comme les précédents arrivent au contact de leurs éléments anatomiques. Mais, tandis que les aliments quaternaires, de transformation en transformation, aboutissent à la formation des éléments anatomiques eux-mêmes, les aliments ternaires se combinent à l'oxygène, s'oxydent ou brûlent en se transformant finalement en acide carbonique et en eau. Voilà la raison pour laquelle les aliments azotés sont encore nommés *aliments plastiques* et les aliments non azotés, *aliments respiratoires*.

Puisque ces divers aliments ont un rôle si différent, il est facile de comprendre que l'usage exclusif des uns ou des autres est insuffisant à l'entretien de la vie, et maintes fois l'expérience l'a prouvé. Donc l'alimentation complète doit être *mixte*, c'est-à-dire composée d'une association de ces deux genres d'aliments, réunis dans une proportion convenable.

Admirons ici l'ordre merveilleux que Dieu a établi dans la nature ; l'œuf, le lait, les graines, tous trois d'une composition complexe, forment pour les petits un *aliment complet* ou mixte, parfaitement suffisant par conséquent aux premiers temps de son existence : la naissance de l'enfant et du petit animal chez les mammifères est accompagnée de la sécrétion du lait, le petit oiseau vit pendant la période d'incubation de la masse de l'œuf qui lui forme une réserve-alimentaire, la jeune plante enfin, que vient de produire le germe, trouve son aliment complet accumulé sous l'enveloppe de la graine ; et tous ces jeunes êtres ne prendront leur nourriture au dehors que lorsque leur développement le leur permettra.

BOISSONS

Les boissons se divisent ainsi : B. aqueuses, B. alcooliques ou fermentées, B. stimulantes ou aromatiques.

Boissons aqueuses. — Elles comprennent tout simplement l'eau, la plus importante et la base des autres boissons.

L'eau est abondamment distribuée autour de nous, mais toutes ces eaux ne conviennent pas à notre alimentation.

Les *eaux de marais, d'étangs* même, sentent mauvais, sont souillées du détritus des plantes, etc., sont indigestes et nous amènent parfois les *fièvres intermittentes*. Les eaux de puits, stagnantes, peu aérées, sont ordinairement très chargées de sulfate de chaux (plâtre); elles sont souvent dures, insalubres et provoquent des *coliques*. Cependant on en trouve et surtout à la campagne qui sont convenables et bonnes.

Les eaux de sources, selon la nature des terrains qu'elles traversent, sont *bonnes* si elles ont filtré à travers des couches de terrain sableux ou calcaire, *mauvaises* si elles ont passé à travers des terrains plâtreux, marécageux, etc.

Les eaux de neige, de glace comme on en trouve dans les pays montagneux sont *dépourvues d'éléments salins* et partant malsaines et indigestes.

L'eau distillée lorsqu'elle a été aérée et additionnée de substances salines est bonne.

L'eau de pluie, des citernes, recuillie peu de temps après sa chute, *est la meilleure des eaux*.

L'eau où pousse le cresson est également excellente.

D'une manière générale, on peut affirmer qu'une eau est bonne, saine, *potable* enfin, lorsqu'elle jouit des propriétés suivantes: froide l'été, tiède l'hiver, aérée, limpide et d'une saveur fraîche, agréable et douce ; elle peut bouillir sans laisser de dépôts, dissout bien le savon et cuit facilement tous les légumes.

L'eau est la boisson par excellence et quand elle est saine, elle n'a aucune mauvaise influence sur le physique ou sur le moral, convient à tout le monde et particulièrement aux tempéraments nerveux, aux personnes atteintes de maladies du foie et aux goutteux.

Enfin l'usage de l'eau comme boisson est une des principales conditions de longévité.

Boissons alcooliques. — Elles comprennent le vin, l'eau-de-vie, la bière et le cidre.

Vins. — Le vin a une composition très complexe, il renferme surtout de l'eau, de l'alcool et des acides libres tels que acides tartrique, tannique, acétique, malique, butyrique, carbonique; du sucre, des tartrates alcalins, des matières colorantes et enfin certaines substances volatiles qui donnent aux vins leur bouquet. Leur grande variété tient donc surtout aux proportions différentes de leurs éléments de composition. Voici la classification des vins, d'après Bouchardat:

Vins alcooliques: madère, malaga, etc., riches en alcool.

Vins astringents: languedoc, roussillon, riches en tannin.

Vins mousseux comme le champagne, riches en acide carbonique.

Vins mixtes: bourgogne, bordeaux.

Eaux-de-vie. — Elles s'obtiennent par la distillation des boissons fermentées, des marcs de raisin et de cidre, des pommes de terre, de nombreuses céréales, etc.

Bières. — Les bières sont des boissons alcooliques obtenues par la macération et la fermentation de l'orge germée. La véritable et bonne bière s'obtient par un mélange de froment, d'orge, de houblon, d'eau de bonne qualité et de colle de poisson.

Les bières sont divisées en trois espèces:

Bières fortes, très alcooliques: *porter* des Anglais, *faro* des Belges.

Bières faibles: l'ale des Anglais et la *bière de Paris.*

Bières résineuses: le *kwas* de Russie; dans ces bières le houblon est remplacé par le bourgeon de sapin.

Cidres. — Le cidre s'obtient par la fermentation du jus des pommes ou des poires. C'est la boisson ordinaire en Bretagne, Normandie, Picardie, etc. Comme le vin et la bière, le cidre présente de grandes différences dans la qualité, selon les contrées, les crus, les espèces de pommes, le mode et les soins de fabrication.

Action des boissons alcooliques. — Le vin, pris pendant les repas, à la mesure du besoin et étendu d'eau, constitue la meilleure des boissons; il stimule légèrement l'action digestive de l'estomac.

La bière est une excellente boisson; elle est plus nutritive que le vin. Prise quotidiennement en assez grande quantité pendant les repas, elle amène l'embonpoint.

Le cidre des provinces de Normandie et de Picardie est le meilleur de tous les cidres. En général, le cidre de ces contrées, partout où il est bien fait, constitue, une fois fermenté, une boisson agréable, fraîche et digestive.

Les eaux-de-vie et les liqueurs de table, qui sont des liqueurs alcooliques et aromatisées, l'anisette, le cassis, le curaçao, le bitter, l'absinthe, etc., prises en petite quantité, tout de suite avant ou après le repas, stimulent et facilitent la digestion.

Hygiène des boissons alcooliques. — La ration raisonnable, permise, de ces différentes boissons varie avec l'âge, le genre de travaux, le tempérament, les climats, les fatigues, etc. Dans tous les cas, l'abus amène les désordres les plus déplorables, l'ivresse, l'alcoolisme chronique, l'abrutissement, la folie, l'abréviation de la vie.

Boissons aromatiques. — On nomme ainsi les boissons faites avec le café, le thé, le coca et le cacao.

Le café est le grain du caféier, arbuste des régions tropicales, la Martinique, l'île Bourbon, l'Arabie méridionale, etc.

La coca est la feuille préparée d'un arbrisseau qui croît surtout dans l'Amérique du Sud.

Enfin le cacao, avec lequel on fait le chocolat, est le fruit d'un arbrisseau cultivé principalement dans l'Amérique centrale et celle du Sud.

Avec ces quatre produits exotiques, tous azotés, on fait des boissons nutritives, stimulantes, agréables et d'un usage de plus en plus répandu.

Le *café* est pris en infusion ordinairement chaude; il est stimulant de la digestion, des diverses sécrétions, des mouvements, du système nerveux tout entier et partant, des facultés intellectuelles et notamment de l'imagination, Il empêche le sommeil. Cette stimulation générale du café dépend d'ailleurs beaucoup de l'habitude d'user ou non de cette boisson, de la constitution, de l'âge, du tempérament ; elle dépend aussi de l'espèce de café, de son degré de torréfaction, de la manière de faire l'infusion, de ce qu'on la prend froide, tiède ou chaude. Dans tous les cas, le sucre en atténue les effets stimulants.

Le café est très utile dans les migraines, certaines digestions pénibles, les fièvres intermittentes, les diarrhées chroniques, l'alimentation insuffisante, les travaux manuels très pénibles et la transpiration excessive qu'ils amènent. Le café est, en outre, diurétique ; il s'emploie avec efficacité dans l'empoisonnement par l'opium et les poisons stupéfiants.

Il donne de la pureté, de l'éclat et de la sonorité à la voix et rend l'élocution facile.

A dose excessive, le café peut provoquer l'inflammation de la muqueuse de l'estomac, la gastralgie ou névralgie de cet organe, des palpitations, l'insomnie, un état d'irritation insupportable ; on devient querelleur, etc.

Le *thé* est pris, comme le café, en infusion plus ou moins chaude, c'est, comme lui, un stimulant général ; en un mot, il a, à un degré moindre, tous les avantages et les inconvénients du café.

Le coca n'est guère usité que dans l'Amérique du Sud ; on y prend et mâche ses feuilles comme celles du tabac. Il agit comme stimulant général manifeste, apaise le besoin de la faim, du repos et du sommeil et permet ainsi à ceux qui en usent de faire, sans manger, des travaux prolongés ou de longues courses. Pris en trop grande quantité, il produit une ivresse semblable à celle du hachisch.

Le chocolat est fait de cacao ou fruit du cacaoyer et de sucre. Cuit dans l'eau, il constitue une excellente boisson, aromatique, nutritive et très digestible : C'est un *aliment complet*.

CONDIMENTS

On nomme ainsi diverses substances, associées aux aliments pour en favoriser la digestion.

En général, l'usage des condiments est indispensable,

car ils provoquent l'appétit, stimulent toutes les fonctions de l'appareil digestif. Les condiments les plus usités sont : le sel de cuisine (sel gemme ou sel marin), le vinaigre, les oignons, l'ail, l'échalotte, la ciboule, le poivre, la civette, la muscade, le clou de girofle, la cannelle, le piment, la moutarde, les câpres, les cornichons, le persil, le cerfeuil, la vanille, etc.

L'emploi des condiments est d'autant plus répandu et plus nécessaire que le climat est plus chaud, car alors les fonctions digestives sont plus languissantes.

On doit en user modérément surtout dans l'enfance. L'abus excite outre mesure les fonctions digestives, fatigue l'appareil digestif, et occasionne bien vite de l'inflammation, des crampes, des névralgies de l'estomac et des intestins et consécutivement de mauvaises digestions.

ALTÉRATIONS DES ALIMENTS

Les aliments subissent deux sortes d'altérations, les unes spontanées ou accidentelles, les autres, et ce sont les plus nombreuses, artificielles.

Altérations spontanées des aliments solides. — Les viandes crues et spécialement le poisson s'altèrent ou plutôt se putréfient rapidement dans les chaleurs. Ou bien, elles proviennent de viandes malsaines, c'est-à-dire d'animaux atteints de phtisie, du charbon, des parasites tels que la trichine, les ténias, le cysticerque de la ladrerie, etc.

Les viandes, cuites depuis longtemps, se couvrent de moisissures et se putréfient.

Il faut donc, si l'on veut user de ces aliments et pour éviter l'empoisonnement par les moisissures et la contagion du principe de ces diverses maladies, faire cuire ou recuire à une haute température les aliments altérés, afin de détruire ainsi tous les principes malsains.

Les *végétaux vénéneux*, à cause de leur ressemblance avec certains végétaux alimentaires, peuvent être employés à la place de ceux-ci. Il en résulte immédiatement des empoisonnements plus ou moins graves. La petite ciguë peut être prise pour du persil ou du cerfeuil, l'aconit pour du céleri, les champignons vénéneux pour des comestibles, et ceux-ci deviennent fatalement vénéneux s'ils ne sont consommés en temps voulu. L'ergot, sorte de petit champignon qui se développe sur toutes les céréales et spécialement sur le seigle, amène aussi des empoisonnements.

Altérations naturelles et artificielles des aliments liquides. — Le lait qui naturellement subit la fermentation acide peut être falsifié avec l'eau, la fécule, l'amidon, le sucre, l'eau de chaux même et par l'écrémage.

Le vin, au contact de l'air, peut devenir *trouble*, il faut alors le soufrer ou le coller ; *acide*, dans ce cas, y ajouter du tartrate neutre de potasse ; enfin il peut *tourner au gras;* il a subi alors la fermentation butyrique ; il faut ajouter du tannin.

Les altérations artificielles ou falsifications du vin sont malheureusement arrivées à la hauteur d'une industrie et nous renonçons à les décrire.

La bière s'altère, surtout au contact de l'air, par la production à sa surface de champignons microscopiques dont les germes viennent du dehors. On la falsifie, dans sa fabrication, en remplaçant le houblon par la noix vomique, la belladone, l'absinthe, la jusquiame, etc.

On falsifie très fréquemment le café, soit en mélangeant à de bon café, des grains de café de qualité très inférieure, soit en y ajoutant de la poudre de chicorée, de glands de chêne, de croûte de pain grillée. Parfois, on rencontre des cafés fabriqués avec du marc de café, de la poudre de chicorée, le tout étant converti en pâte qu'on passe dans des moules qui reproduisent exactement la forme des grains de café.

Le chocolat, cet excellent aliment, est, lui aussi, l'objet de nombreuses falsifications. C'est ainsi qu'on substitue, dans sa fabrication, à la poudre de cacao, de la fécule de pommes de terre, des farines de diverses céréales, de la gomme, etc. ; on obtient ainsi, par la cuisson, des chocolats collants, épais et de saveur particulière. Une autre fraude, dans la fabrication des chocolats, consiste à extraire le beurre du cacao pour d'autres usages et à le remplacer par des graisses achetées à bas prix ; après la cuisson, ces chocolats donnent une bouillie grasse et d'odeur désagréable.

EXCRETA

On nomme excreta ou excrétions, l'ensemble des résidus de la nutrition générale et que l'homme, comme les animaux, expulse au dehors. Les excrétions se font incessamment à la surface de la peau, sur divers points des muqueuses et cette fonction importe d'une manière essentielle à l'entretien de la santé.

Excrétions cutanées. — Non seulement la peau est un organe de revêtement et de protection pour les corps, et aussi le siège du sens du toucher, mais c'est encore un appareil de respiration et d'épuration de l'organisme.

La *respiration cutanée* s'effectue sur toute la surface de la peau, et, quoique dans une mesure infiniment moindre que la respiration pulmonaire, elle ne peut être supprimée sans que la mort arrive bientôt. Comme celle-ci, elle consiste dans l'absorption et l'exhalation d'acide carbonique.

La *transpiration insensible* ou *exhalation aqueuse* consiste en une évaporation constante mais variable à la surface du corps. Elle est considérable dans les climats chauds, dans la jeunesse et l'âge adulte, pendant les travaux pénibles et dans les maladies aiguës ; elle diminue beaucoup dans les climats froids, l'hiver, toutes les fois enfin que l'air est saturé de vapeur d'eau.

La *sécrétion sudorale* nommée vulgairement *transpiration* est continue mais très variable avec l'âge, la constitution, le tempérament, les climats, le genre d'alimentation, les travaux, etc.. Elle diminue à mesure que l'âge augmente, est plus abondante chez les constitutions faibles et les tempéraments sanguins ; elle est en raison des efforts dans les travaux corporels et de la température extérieure.

La brusque suppression de la sécrétion de la sueur est toujours accompagnée d'une perturbation considérable dans le circulation de la peau et, pour cette raison suivie parfois de congestion avec épanchement vers les organes profonds : diarrhée, pleurésie, etc.

Dans certaines maladies, la sécrétion de la sueur est à peu près nulle, la peau est sèche et chaude et la température du corps est très élevée ; dans d'autre maladies comme le rhumatisme articulaire aigu, la suette miliaire, les fièvres intermittentes, etc., elle est abondante et parfois excessive.

On nomme *sudorifiques*, les substances qui, comme la bourrache, le jaborandi, la salsepareille, l'ammoniaque, excitent et activent la sécrétion de la sueur. Le café est anti-sudorifique.

L'évaporation constante, à la surface de la peau, de la sueur et de l'exhalation aqueuse se fait aux dépens de la chaleur animale. Elle tend à augmenter comme la sécrétion sudorale et la transpiration insensible, avec la temrature du corps ; voilà pourquoi elle maintient celle-ci à un degré constant.

La matière sébacée, sécrétée constamment aussi à la surface de la peau, mais en quantité très variable avec une foule de circonstances, après avoir rempli son rôle physiologique (Voir plus haut, peau) se mêle aux déchets épidermiques, aux poussières qui salissent le corps et est enlevée dans les soins de propreté.

Excrétions des muqueuses, excrétion urinaire. — L'appareil urinaire est le siège d'une excrétion de première importance dont les troubles altèrent immédiatement la santé. Il est des boissons qui activent la sécrétion de l'urine et partant son excrétion ou expulsion, on les nomme *diurétiques ;* telles sont les infusions de café, de thé, de queues de cerises, de pariétaire, de feuilles de digitale.

Excrétions alvines.— On nomme ainsi les excréments ; ils se composent du résidu, coloré par la bile et digéré ou non, des aliments solides. Ces excrétions augmentent par le régime herbacé ; elles deviennent moins abondantes avec le régime animalisé. Leur expulsion au dehors se fait d'une façon intermittente et se nomme *défécation*.

Il y a *constipation*, quand les excrétions alvines sont dures et rares ; il y a *diarrhée* dans le cas contraire.

Excrétions auriculaire, nasale, oculo-palpébrales ou des yeux. —L'excrétion auriculaire, qui se forme dans le conduit auditif externe, est une variété de la matière sébacée ; elle se nomme *cerumen* ; il en est à peu près de même de la sécrétion des glandes ciliaires, qui viennent s'ouvrir vers la base des cils, et qu'on nomme *chassie*. Ces diverses sécrétions augmentent dans l'inflammation des régions qu'elles occupent. Aussi dans certaines ophtalmies, voit-on le pourtour des paupières recouvert d'un bourrelet de matière grasse et jaunâtre, c'est la chassie. Le cérumen, en s'accumulant au fond de l'oreille, peut être cause de névralgie, de surdité même. Les sécrétions nasales, destinées à entretenir la fraîcheur du conduit respiratoire et du sens de l'olfaction, sont expulsées au dehors.

Excrétions buccales. — Elles comprennent notamment la salive et le tartre dentaire ; la première sert à la formation du bol alimentaire ; son abondance varie beaucoup de l'état de santé à l'état de maladie, où elle est ordinairement à peu près nulle, altérée et accompagnée de sécrétions muqueuses décomposées ; voilà pourquoi, alors, la bouche présente un aspect desséché, de couleur blanc jaunâtre et d'odeur désagréable. Le tartre dentaire est une substance assez ferme, jaunâtre, accumulée autour du collet des dents où il provoque l'inflammation des gencives, celle du périoste alvéolo-dentaire et même la chute des dents ou leur destruction par la carie.

Hygiène de la peau et des muqueuses superficielles. — Pour assurer la libre fonction de la peau et de ces muqueuses, il est indispensable de leur accorder des soins fréquents ; ceci nous ouvre le chapitre des cosmétiques et des bains.

Hygiène de la bouche ; conservation des dents. — On doit surveiller avec grand intérêt l'évolution de la seconde dentition, extraire les dents de lait qui, en tardant trop à tomber, feraient dévier les dents définitives. S'il existe des dents supplémentaires, il faut les extraire; si les dents définitives tendent à dévier, les ramener tout doucement et peu à peu, par la pression des doigts et mieux d'appareils, à leur situation normale ; enfin si elles sont trop serrées, tendant à dévier pour cette raison, il faut en extraire une.

Il est très-utile de se laver la bouche, après chaque repas, et cela tout simplement avec un verre d'eau dans laquelle on aura mis un peu de bicarbonate de soude.

Il ne faut pas boire froid, après le potage très chaud ou d'autres mets brûlants, car la brusque transition du chaud au froid et réciproquement produit le pire effet sur les dents, peut en provoquer la carie, etc.

Tous les matins en faisant sa toilette, on doit se frotter les dents soit avec une brosse douce et de l'eau tiède, soit avec un linge assez dur. Enfin de temps en temps, on ajoutera à cette eau un peu de poudre toujours inerte, c'est-à-dire ni alcaline ni acide. Nous recommandons la poudre de charbon de bois léger, de magnésie calcinée, pour détruire le tartre, qui tend toujours à se former. Ne rien faire autre chose, si l'on veut avoir de bonnes et belles dents.

Il nous paraît superflu de recommander les soins de propreté des oreilles, des yeux et du nez.

Bains. — On nomme bains des moyens destinés à entretenir la propreté de la peau, pour en assurer le libre fonctionnement ou pour guérir les nombreuses maladies qui peuvent l'atteindre ; d'où deux espèces de bains : *bains de propreté et bains médicamenteux.*

On divise encore les bains, selon la nature du milieu qui les constitue, en bains simples ordinaires : bains de rivière; en bains gazeux, tels sont les bains de vapeur d'eau, d'air ; en bains solides : bains de sable ; et selon leur température en : bains froids, 10 à 15° ; bains frais, 15 à 20°; bains tièdes, 20 à 25° ; bains chauds, 25 à 30° ; bains très chauds, 30 à 40° ; enfin, selon la composition du bain, en bains simples, quand il n'y a que l'eau ; bains médicamenteux, quand on ajoute à l'eau quelques substances ; on a, dans ce dernier cas, les bains salés, sulfureux, alcalins, etc., naturels ou artificiels.

Physiologie ou action des bains simples ou hygiéniques.

L'action commune de tous les bains simples liquides ou gazeux, est de débarrasser la peau des résidus de la sueur, de la matière sébacée et des poussières de toute nature qui se fixent à sa surface.

Tous favorisent et accélèrent la circulation dans l'épaisseur de la peau, et secondairement la transpiration, l'exhalation aqueuse, la respiration cutanée, la sécrétion sébacée.

Le bain simple a en outre sur l'état général une *action spéciale* et de nature différente selon sa température.

Les bains froids et les frais produisent d'abord une sensation de suffocation, de saisissement, d'oppression ; puis ils amènent la décoloration de la peau, l'abaissement de la température du corps et le *frisson ;* c'est alors qu'on doit quitter ces bains. Puis surviennent l'accélération du pouls, la rougeur de la peau, une sensation générale de chaleur et de bien être ; c'est la *réaction.*

Les bains froids et les frais ne doivent pas durer plus d'un quart-d'heure. Ils sont stimulants et fortifiants, conviennent, par conséquent, aux tempéraments lymphatiques, aux personnes scrofuleuses, etc.

Les bains tièdes produisent, au moment de l'immersion, une agréable sensation puis un peu de gonflement de la peau et le ramollissement de son épiderme. Leur durée est d'une demi-heure à une heure. Ils sont calmants et conviennent particulièrement aux tempéraments nerveux ; il n'en est pas moins vrai que c'est pour tout le monde le vulgaire bain de propreté.

Les bains chauds et les très chauds produisent une sensation de chaleur incommode, la rougeur de la peau, une sueur abondante et de la faiblesse générale. Leur durée est d'un quart d'heure. Ils sont essentiellement stimulants et s'emploient pour produire une révulsion cutanée immédiate.

Les bains de vapeur ou bains d'étuve sont secs ou humides, selon qu'on emploie l'air chauffé ou la vapeur d'eau. Leur durée est de quelques minutes. Ils sont très stimulants de la transpiration et de l'exhalation cutanée. On les emploie surtout dans les pays froids, où les fonctions de la peau ont besoin de stimulus.

Précautions à prendre avant le bain. — Il faut être à jeun, c'est-à-dire n'avoir rien pris depuis quatre à cinq heures, n'être point en transpiration. S'il s'agit d'un bain froid s'asperger la tête au préalable, s'y tenir constamment en mouvement, s'essuyer rapidement à la sortie et faire une petite course à pied. Les bains de rivière sont les meilleurs de tous, même pendant la période caniculaire, car ce qui est dangereux alors, c'est la chaleur solaire qui peut amener de l'insolation, de l'érésipèle, etc.

Les autres bains sont exclusivement médicamenteux et par conséquent hors de propos ici.

Cosmétiques. — On nomme ainsi des substances destinées à augmenter la souplesse, la finesse de la peau et du système pileux, *ou* à embellir et même à masquer certaines parties du corps.

Les premiers sont *utiles*, les autres *nuisibles* et parfois dangereux.

Cosmétiques utiles. — Ce sont des compositions comme les vinaigres aromatisés de substances végétales : vinaigre de Bully, vinaigre de rose ; des essences végétales dissoutes dans l'alcool : eau de Cologne, eau de lavande ; des corps résineux comme les baumes de Tolu, de Benjoin ; des corps gras comme la glycérine, l'huile d'amandes douces, le beurre de cacao, le cold-cream, le tout aromatisé de substances odoriférantes végétales ; enfin les savons de bonne qualité, la poudre de riz.

Cosmétiques nuisibles ou fards. — Ce sont des compositions pernicieuses par la raison qu'elles contiennent des substances vénéneuses, à bases de plomb, de mercure ou d'argent ; ce sont des poisons enfin dont l'effet, plus ou moins tardif, est précisément le contraire de celui qu'on en attendait : ils dessèchent, rident et vieillissent la peau, font tomber ou détruisent les cheveux, provoquent des névralgies de la tête et parfois enfin occasionnent de véritables empoisonnements.

EXERCICES

Le jeu régulier de toutes les fonctions du corps, la santé enfin exige une certaine somme de mouvements, de travail musculaire, d'exercices. Ces exercices nécessaires changent avec l'âge, le sexe, les climats, etc. Souvent ils suffisent à eux seuls ou, tout au moins, sont un auxiliaire utile pour la cure d'une foule de maladies, l'anémie, la faiblesse générale, l'obésité, l'hypochondrie, etc.

Ils empêchent les congestions des viscères en régularisant la circulation ; ils entretiennent l'appétit, favorisent la digestion, l'accroissement du système musculaire et du corps tout entier. Ils sont indispensables au développement de la force physique et de l'intelligence.

La privation d'exercices amène la langueur de toutes les fonctions, la faiblesse générale, l'obésité, la gravelle, etc. en un mot tout ce que l'exercice empêche ou guérit.

L'exagération dans les travaux manuels occasionne la courbature ou lassitude générale, l'épuisement, la débilité, l'abréviation de la vie : les athlètes, ordinairement, meurent jeunes.

Différents genres d'exercices. — Ce sont : la *marche*, mode de déplacement ordinaire ; la vitesse de la marche augmente progressivement de la façon suivante : pas ordinaire, pas de route, pas accéléré, pas de charge.

Le *saut.* — Dans le saut, le corps quitte brusquement le sol par la contraction des fléchisseurs des membres inférieurs et du tronc ; le saut est vertical ou oblique.

La *course* est une marche précipitée.

La *danse* est un genre d'exercice excellent, parce qu'il met en mouvement un grand nombre de muscles.

L'*escrime*, exercice excellent comme la danse mais plus pénible.

La chasse et le billard.

La *natation* demande le concours de toutes les masses musculaires, elle développe tout le corps, favorise ou active les fonctions de la peau. La natation est un délicieux et très utile exercice.

L'équitation excite l'appétit, la nutrition générale ; elle contribue, comme l'escrime, au développement du système musculaire, mais son abus amène l'embonpoint, les hémorroïdes (varices des veines de l'anus.), etc.

Enfin la *gymnastique* proprement dite, constituée par un ensemble d'exercices variés est extrêmement utile dans la jeunesse, car elle concourt puissamment au développement régulier de tout le corps.

HYGIÈNE DE L'INDIVIDU.

Le milieu où nous vivons, avec toutes ses modifications, exerce sur chacun de nous une influence différente dans son intensité, sa nature, ses résultats bienfaisants ou malfaisants, selon une foule de circonstances ou de conditions individuelles telles que l'âge, le sexe, le tempérament, la constitution, l'hérédité, l'habitude, les infirmités, etc. La connaissance de ces influences particulières pour chacun de nous constitue l'hygiène individuelle.

Ages. — Le cours de la vie humaine comporte une période moyenne que l'on divise en plusieurs étapes nommées âges. Ces différents âges de la vie humaine sont : l'enfance, l'adolescence, l'âge adulte et la vieillesse.

Enfance. Cette période s'étend, pour les filles, de la naissance à douze ans environ, et pour les garçons vers quinze ans. On la divise en trois époques : *première enfance*, qui s'étend de la naissance à sept mois. Ce qui doit, dans ces premiers temps de la vie, préoccuper à peu près exclusivement les parents, c'est le vêtement et l'alimentation du nouveau-né.

Le *vêtement* se compose de pièces plus ou moins nombreuses, plus ou moins conductrices du calorique, selon la saison, le climat, le séjour au berceau ou sur les bras des la mère. La tête du nouveau-né ne doit être couverte que d'un bonnet léger. Les langes et plus tard les brassières seront larges, modérément serrés, sans gêner les mouvements de l'enfant et suffisamment, néanmoins, pour qu'il vive dans une enveloppe à température constante. Il faut éviter soigneusement pour le nouveau-né le froid ou la trop grande chaleur.

Il sera souvent changé, nettoyé à l'aide de lotions tièdes dans les premiers mois, puis froides avec frictions au linge sec et doux.

L'alimentation du nouveau-né doit être, comme le veut d'ailleurs la nature, exclusivement composée de lait durant toute la première enfance. Ce lait est donné soit par la mère, c'est l'allaitement le plus naturel, le meilleur ordinairement pour la mère et pour l'enfant, soit par une nourrice, soit directement par certains animaux et surtout les chèvres, les ânesses et les vaches; soit enfin au biberon, c'est l'allaitement artificiel ; on ne doit y recourir que lorsque les précédents sont impossibles, car les résultats de l'allaitement au biberon sont toujours très inférieurs à ceux de l'allaitement naturel.

La *deuxième enfance* s'étend de sept mois à deux ans. Elle est caractérisée par le développement de la première dentition et par le sevrage.

L'évolution dentaire commence en général de six à dix mois; elle se fait d'une façon souvent pénible, altère passagèrement la santé des enfants et, quelquefois même, elle est la cause de maladies sérieuses : *diarrhée*, inflammation des intestins ou *entérites*, *convulsions*, etc.

Il faut donc surveiller ce travail physiologique, atténuer ses effets par une alimentation convenable, une température constante du corps de l'enfant, une excessive propreté, l'usage de bains tièdes, etc.

Le *sevrage* consiste dans la suppression de l'allaitement remplacé par les aliments ordinaires. Dans aucun cas, ce changement ne doit se faire brusquement : pendant toute la première enfance, au moins, on donnera du lait, rien que du lait ; à partir de cet âge, on ajoutera, à l'allaitement, des bouillies, potages, panades en diminuant peu à peu la quantité de lait à mesure qu'on augmente celle de ces derniers aliments, de façon qu'à dix-huit ou vingt mois on soit arrivé insensiblement au sevrage définitif.

Le sevrage prématuré, l'allaitement au biberon, l'absence de soins de la peau sont les causes d'une excessive mortalité dans l'enfance.

La *troisième enfance* va de deux ans à douze ans. Pendant cette période les premières dents tombent peu à peu, remplacées par celles de la dentition définitive.

C'est dans cette période surtout que surviennent certaines maladies plus particulières à l'enfance et que, pour cette raison, on appelle *maladies infantiles:* rougeole, scarlatine, coqueluche, croup, méningite, convulsions, etc.

C'est dans l'enfance que le corps se développe le plus activement; il faut donc donner à l'enfant une alimentation saine, variée et abondante, veiller à la chute des premières dents. Enfin, c'est dans la troisième enfance qu'il faut s'occuper de développer sagement les facultés intellectuelles naissantes.

L'adolescence s'étend de douze à vingt ans pour les filles et de quatorze à vingt-quatre ans pour les garçons ; c'est la phase du développement général du corps et de toutes les facultés ; c'est alors que s'établissent la constitution, le tempérament, le caractère, les aptitudes.

L'âge adulte va en général jusqu'à cinquante ou soixante ans ; c'est la période la plus longue de la vie entière ; elle correspond au développement complet, à la plénitude des forces physiques et intellectuelles.

Jusqu'à l'âge adulte, chacun de nous a tout reçu de la famille, de la société et de la patrie. Alors, chacun de nous doit se subvenir à lui-même et rendre, avec intérêts comme nous le prescrivent les lois religieuses et humaines, et dans la mesure de nos facultés, à la famille, à la société et à la patrie, tout ce que nous en avons reçu, conformément à l'enseignement de la belle parabole des talents.

La vieillesse s'étend, bien entendu, jusqu'à la mort. Pendant ette dernière période la nutrition du corps se ralentit, les pertes organiques l'emportent sur l'apport, les appareils fonctionnent avec moins d'énergie, les forces physiques et intellectuelles baissent ; la décrépitude arrive, puis la mort.

Tel est l'ordre naturel de l'existence humaine, mais pour des raisons multiples, accidents, guerres, maladies, usure précoce par des excès de tous genres, la durée de la vie est abrégée ou la vieillesse arrive plus tôt ; néanmoins on remarque des individus qui conservent jusque dans une grande vieillesse l'intégrité de leurs facultés intellectuelles et morales.

Hygiène des âges. — L'enfance et la vieillesse ne sauraient supporter les brusques changements dans la constitution du milieu, par exemple dans la chaleur, la lumière ou la composition de l'air, parce que l'enfance est trop impressionnable et trop sensible et que la vieillesse ne saurait plus réagir contre ces mêmes influences, là, où l'adulte lutte avantageusement. Exemple : Sous l'action d'un froid subit et excessif, l'enfant aura quelque inflammation de la peau ou des poumons, le vieillard une sorte d'engourdissement, de retrait de la circulation cutanée et partant de la congestion des organes profonds, poumons, cerveau, etc.

Il est donc nécessaire que l'enfance et la vieillesse soient pourvues de vêtements chauds. Il faut aussi que leurs aliments soient bien digestibles, bien écrasés, parce que l'une n'a pas de dents et que l'autre n'en a plus. Les repas de l'enfant seront fréquents, ceux du vieillard au nombre de deux par jour. L'enfant dormira après son repas, le vieillard au contraire se livrera à un exercice modéré.

La femme, à ses divers âges, est moins forte, plus délicate et plus impressionnable que l'homme, moins apte que lui aux travaux pénibles, aussi l'influence des divers agents de notre milieu est plus vive sur elle que sur l'homme ; ainsi elle est plus sensible au froid et elle doit se vêtir plus chaudement.

Elle ne devrait porter de corset que vers douze ou quatorze ans ; cet objet de toilette ne doit jamais être dur, raide, mais bien souple et élastique, soutenir la taille sans serrer le corps : voilà ce qu'il faut faire, ce dont tout le monde convient et ce que personne ne fait, malheureusement.

Selon les caprices de la mode, en effet, les corsets compriment plus ou moins horriblement le corps et font dévier la taille chez les jeunes filles, produisent l'inégalité des épaules, les dos ronds, les gros ventres ; ils gênent la circulation, la respiration et la disgestion : c'est la boîte de Pandore.

TEMPÉRAMENTS.

On nomme tempérament une manière d'être constante, un état général du corps, caractérisé par la prédominance d'un système fonctionnel sur les autres (Béhier.)

On distingue quatre types de tempéraments :

Tempérament sanguin, tempérament nerveux, tempérament lymphatique et tempérament bilieux.

Le *tempérament sanguin* est constitué par la prédominance des appareils respiratoire et circulatoire, et conséquemment l'énergie de l'*hématose*, c'est-à-dire de la formation et de l'activité sanguines.

Il est ainsi caractérisé : la peau est douce, la face colorée, les cheveux châtains, le col court et le pouls fort ; la richesse du sang en globules rouges, l'aisance dans l'accomplissement de toutes les fonctions ; passions violentes, sensations profondes et vive imagination. Henri IV, Mirabeau, Danton, Alexandre Dumas étaient de tempérament sanguin.

Ce tempérament donne aux maladies aiguës une marche violemment et franchement inflammatoire ; les gens sanguins ont une facilité merveilleuse à refaire le sang perdu, comme il est dit plus haut.

On pense, mais sans raison scientifique sérieuse, dit Becquerel, que ce tempérament expose particulièrement aux hémorragies cérébrales et pulmonaires.

Hygième du tempérament sanguin. — Il faut choisir les

professions ou les genres de vie exigeant une activité générale, sans violence; avoir une alimentation douce, abondante, et plutôt végétale.

Le *tempérament nerveux* est constitué par la prédominance du système nerveux et il présente les caractères suivants: la taille est plutôt petite, la peau pâle et sèche, les cheveux bruns, le front haut, le crâne développé, le visage expressif et mobile, enfin maigreur.

Les gens nerveux présentent une grande résistance à la fatigue, aux travaux de toute nature. Leur digestion est capricieuse; ils sont très impressionnables et prédisposés à certaines maladies nommées névroses (épilepsie, hystérie, etc.) et aux névralgies. La vie se résout d'ordinaire, pour ces tempéraments, à deux choses: plaisir et souffrance: Louis XI, Pascal, J.-J. Rousseau, Robespierre étaient de tempérament nerveux.

Hygiène du tempérament nerveux. — Alimentation privée de tout excitant, mais fortifiante: amers et viandes; exercices variés.

Le *tempérament lymphatique* est constitué par la prédominance du développement et de la vitalité du système lymphatique.

Il est ainsi caractérisé: taille très élevée ou très petite, peau blanche et fine, tête grosse, cheveux blonds et yeux bleus, faiblesse des fonctions de l'hématose, mollesse des tissus, lenteur des fonctions et des mouvements, tendance à l'embonpoint; en un mot apathie physique et intellectuelle.

Hygiène du tempérament lymphatique. — A tout prix, éviter l'humidité, avoir une habitation sèche et des vêtements chauds.

L'alimentation sera tonique et stimulante: viandes rôties avec assaisonnement d'épices.

Le *tempérament bilieux* est constitué par la prédominance des organes et des fonctions biliaires; il est ainsi caractérisé; teint foncé et un peu jaunâtre, cheveux noirs, muscles développés, squelette fort, visage d'expression intelligente et ferme; passions durables: ambition, opiniâtreté, génie. Alexandre le Grand, Mahomet, Jules César, étaient de tempérament bilieux.

Hygiène du tempérament bilieux. — Faire beaucoup d'exercice ; avoir une alimentation plutôt végétale, éviter l'usage du lait, des graisses, des huiles et du sucre.

Ces types des différents tempéraments se rencontrent à l'état de pureté plus ou moins souvent selon le peuple, la race, etc.

Ordinairement ils sont combinés entre eux pour former des *tempéraments mixtes ;* voici ceux qu'on rencontre le plus fréquemment : *nervoso-sanguin* chez les hommes, *nervoso-lymphatique et lymphatico-sanguin* chez les femmes.

HÉRÉDITÉ.

On nomme hérédité, une disposition ou faculté particulière des individus à transmettre à leurs enfants certains caractères anatomiques, physiologiques, morbides, etc.

Dans l'espèce humaine, l'individu reproduit un être semblable à lui, non seulement au point de vue spécifique ou de l'espèce, mais encore au point de vue individuel ; c'est-à-dire qu'il aura des enfants présentant certains caractères particuliers physiques ou moraux, siens, ou de ses parents; c'est en quoi consiste *l'hérédité médicale.*

Selon qu'il s'agit de la transmission de caractères anatomiques et physiologiques ou morbides, cette hérédité est dite physiologique ou pathologique.

Hérédité physiologique. — Elle consiste dans la transmission des traits du visage, ou de quelques-uns seulement de ces traits, des allures, du timbre de la voix du père ou de la mère, du caractère, de certains penchants ou de passions de l'un d'eux, etc. D'où ces dictons : tel père, tel fils, bon chien chasse de race.

Hérédité pathologique. — Il s'agit ici de la transmission de certaines prédispositions maladives, du germe d'une maladie si l'on peut s'exprimer ainsi. C'est ainsi que la tuberculose, la scrofule, l'imbécillité, l'idiotisme se transmettent souvent par hérédité. Cela est incontestable, mais il faut bien vite reconnaitre que ce n'est pas inévitable, fatal, car, dit P. Lucas, la nature procède de deux façons dans la transmission de la vie : par *imitation* et par *création*. L'imitation est la loi d'hérédité générale, la création c'est la loi de l'*innéité*, c'est-à-dire de la formation à un moment donné d'un nouveau type individuel.

Hygiène de l'hérédité. — Elle consiste tout simplement à modifier les tendances mauvaises par des mariages judicieux de tempéraments opposés, à combattre certaines prédispositions héréditaires maladives par un changement de climat, une éducation physique particulière et une profession qui expose le moins aux manifestations de l'hérédité.

CONSTITUTION

On nomme constitution, le fonds, le caractère constant de la personnalité physique, tandis que le tempérament c'est la forme extérieure, caractère moins constant et plus variable de la même personnalité.

La constitution est *forte* ou *faible* : en général on ne voit pas de constitutions fortes dans les petites tailles, peu dans les grandes tailles ; elles se trouvent surtout dans les belles moyennes.

ACTION GÉNÉRALE DE LA MALADIE. — CONVALESCENCE.

La maladie est un état anormal de notre corps constitué par un trouble plus ou moins étendu, plus ou moins profond des organes et de leurs fonctions ; c'est, si l'on veut, une modification à tendance destructive dans la vitalité des éléments anatomiques des tissus et de l'être tout entier.

La cause des maladies est très complexe : le froid, l'humidité et tous les brusques changements du milieu où nous vivons : quelquefois c'est un virus, un parasite microscopique introduit dans notre organisme.

Dans tous les cas, toutes les fonctions de l'économie sont troublées : la circulation est activée, la sensibilité est plus grande, les fonctions digestives ralenties, la température du corps plus élevée ; tout cet ensemble constitue la *fièvre*.

Alors les globules rouges, irrités, fonctionnent avec plus d'activité, c'est-à-dire que la combinaison de leur oxygène avec les apports nutritifs que le sang reçoit à chaque instant est plus active, d'où la quantité de chaleur animale produite plus grande et la température du corps plus élevée ; mais, d'autre part, puisque la digestion et l'absorption sont ralenties, et partant l'apport nutritif moindre, alors que la combustion est plus vive, les éléments anatomiques des divers tissus et particulièrement des tissus graisseux et musculaire doivent subvenir à cette insuffisance ; aussi ils s'usent plus vite et en plus grande quantité, ce qu'annonce dans l'urine la proportion énorme de phosphates, d'urée et d'acide urique ; d'où *amaigrissement général*, *faiblesse*.

Si cette désagrégation organique continue trop longtemps, si l'art médical n'a pas pu ou su faire tomber cette fièvre consomptive, les tissus désorganisés et aussi troublés dans leur fonction, perdront toute résistance vitale et la mort arrivera.

Ou bien, la résistance organique est plus grande, la fièvre a diminué spontanément ou grâce à l'intervention médicale ; tout alors rentre peu à peu dans l'ordre et la maladie est terminée. Mais le corps a perdu dans cette lutte ; il est affaibli, amaigri, il est *convalescent*.

On nomme *convalescence* un état de transition entre la maladie qui n'existe plus et la santé qui tend à revenir.

La convalescence est plus ou moins longue, selon que la maladie a été légère ou grave. La durée de cet état est aussi en raison de la durée de la maladie, du degré d'affaiblissement produit ; enfin elle dépend du régime alimentaire imposé dans le cours de la maladie et de la nature du traitement médical. Il est évident que si l'on a condamné un malade à une diète rigoureuse et prolongée, il aura trouvé là une seconde cause d'épuisement.

La *faim*, cette sensation du corps qui demande à réparer ses pertes, revient; elle est bientôt impérieuse, mais la digestion comme les autres fonctions est restée faible ; il faut donc régler la quantité d'aliments, les choisir bien digestibles, les donner avec prudence en augmentant un peu chaque jour.

En outre, le convalescent doit s'habiller chaudement, éviter le froid, la fatigue, marcher chaque jour un peu plus que la veille et les forces reviendront et avec celles-ci la santé.

HYGIÈNE PUBLIQUE

Après avoir exposé très succinctement quelques notions d'hygiène individuelle, élargissons notre cadre et considérons non plus l'unité ou l'individu mais l'agglomération d'individus : écoles, casernes, ateliers, hospices, bourgs, villes, nations tout entières même, et recherchons brièvement les moyens de préserver la santé de cet être collectif : c'est le but de l'hygiène publique.

L'espèce humaine, dispersée à la surface du globe, forme un total de un milliard cinq cents millions d'individus, réunis en agglomérations nommées peuples, nations, tribus, etc., selon le nombre, l'étendue et le degré de culture de ces différents groupes.

Si, pour faire une classification vraiment scientifique, on examine ces groupes d'hommes dans leur conformation anatomique extérieure, et particulièrement dans celle de la tête, partie où se localisent surtout les ressemblances et les dissemblances, on remarque des différences constantes, fixes, héréditaires dans chaque groupe. Or, ces groupes qui présentent ces caractères de ressemblance entre eux, et de dissemblance avec d'autres groupes humains forment autant de races.

Les *races* humaines sont donc des réunions d'hommes présentant dans chaque race la même conformation anatomique, et aussi une grande ressemblance dans les aptitudes intellectuelles et morales ; elles se sont formées lentement par l'accumulation et l'accentuation de certaines différences anatomiques des variétés primitives de l'espèce humaine.

On ne saurait dire aujourd'hui d'une façon rigoureuse le nombre de races humaines qui existent à la surface de la terre, car il est très probable qu'on ne les connaît pas toutes.

Différentes races humaines connues. Race blanche. — La race blanche ou caucasique habite l'Europe presque tout entière. Elle comprend les peuples les plus civilisés et elle présente les caractères distinctifs suivants : tête ovale, front large et haut, nez plus ou moins aquilin, angle facial 85°, yeux droits, dents perpendiculaires, cheveux fins et abondants, peau blanche, rose ou même un peu brune.

Race jaune. — La race jaune ou Mongolique occupe l'Asie et un peu l'est de l'Europe. Ses caractères distinctifs sont : visage large et plat, pommettes saillantes, nez épaté, yeux longs et obliques, angle facial 75 à 80°, cheveux noirs et aplatis, teint jaune.

Race noire. — La race noire ou africaine, présente les caractères distinctifs suivants : visage allongé, proéminent par le bas et effacé en haut, nez large et plat, lèvres grosses et saillantes, bouche large, dents obliques et longues, angle facial 70 à 77°, cheveux courts et laineux, peau noire.

Race rouge. — La race rouge ou américaine comprend les peuples indigènes de l'Amérique : Patagons, Guarany, Brésiliens, etc.

Elle présente des caractères beaucoup moins tranchés et moins distincts des autres races, et notamment de la race jaune ; aussi quelques auteurs la considèrent-ils comme une variété de cette dernière.

France. Français. — Les Français forment seulement une des nombreuses familles de la branche latine, formant elle-même une des trois branches de la race blanche.

La France est la plus belle, la plus agréable, la plus fertile, la plus riche et la plus régulière des contrées de l'Europe ; elle est comprise dans une longitude de 12° (7° de longitude occidentale + 5° de longitude orientale), et dans une latitude de 9°, (42° à 51°). Elle est tout entière dans la zône des climats tempérés ; sa température moyenne annuelle est de 12°5 ; néanmoins elle est assez étendue pour offrir dans ses diverses régions des différences climatériques assez considérables, par les accidents du sol, le voisinage ou l'absence des mers, des montagnes, la latitude, la direction des vents, etc ; aussi Charles Martins, a-t il pu diviser la France en cinq *climats secondaires*.

N. — E. Climat Vosgien, température moyenne 9°	Été chaud et court. Hiver long et froid ; neiges abondantes.
N. — O. Climat Séquanien, température moyenne, 10°	Été chaud. Hiver court froid et vif.
S. — O. Climat Girondin température moyenne, 12°	Été chaud. Hiver doux.
S. — E. Climat Rhodanien, température moyenne 11°	Été orageux. Hiver de pluies et de neiges.
S. Climat Méditerranéen, température moyenne 14°	Été chaud long et sec. Hiver doux et court.

Taille moyenne de l'homme. — Elle oscille dans toutes les races depuis 1 mèt. 30 c. jusqu'à 1 m. 75 c. Les causes de cette variation sont peu connues ; on a seulement remarqué d'une façon certaine que les peuples ayant les plus grandes tailles sont dans l'hémisphère austral et ceux qui ont les plus petites, dans les contrées boréales de chaque hémisphère.

La *force musculaire*, dans toutes ces races, varie avec le climat, le régime, la civilisation et elle n'est point, comme on l'a dit, en raison directe de l'état sauvage.

La *durée moyenne de la vie humaine,* en tenant compte des mêmes circonstances, est la même dans toutes les races.

Population de la France. — La France continentale a une population totale de 37,400,000 habitants, groupés ainsi, par professions :

Agriculture : 19 millions. — Industrie : 10 millions.

Commerce : 4 millions. — Profession libérale 2 millions. Rentiers et retraités : 2 millions.

L'âge moyen de cette population est de 32 ans, pour le sexe féminin et de 31 an et demi pour le sexe masculin ; d'où la moyenne générale de 31 ans et 9 mois.

Causes de variation dans le chiffre de cette population. La population de la France, comme celle des autres nations, oscille constamment, c'est-à-dire augmente ou diminue, grâce à plusieurs grandes causes comme le mariage, la natalité et la mortalité.

Mariages. — L'état de mariage tend à augmenter le chiffre de la population par cette raison qu'il présente pour les conjoints des avantages évidents ; les statistiques, en effet, ont établi que le mariage augmente la durée moyenne de la vie ; d'autre part, il tend au même résultat en fournissant, beaucoup moins que tout autre état social, de cas d'aliénation mentale, de suicide et de crimes de toute nature.

Natalité. — On nomme ainsi le rapport entre le chiffre de la population totale pour une année et le nombre des naissances dans la même année. Les changements dans ce rapport d'année en année indiquent d'une façon simple et précise la tendance de la population à augmenter ou à diminuer. Depuis un siècle en France, ce taux de natalité diminue d'une façon constante, tandis qu'il augmente dans les autres états de l'Europe ; la conséquence de cette situation est bien de nature à inquiéter notre patriotisme. Les raisons de la décroissance de ce taux d'augment sont une aisance plus générale de la population, l'immigration dans les grandes villes, les guerres que nous avons eues depuis un siècle.

Mortalité. — Elle est, bien entendu, générale et c'est comme la natalité une puissante cause du mouvement de la population. Les chances de mort varient suivant les âges : elles présentent leur maximum aux deux extrémités de la vie dans l'enfance et la vieillesse, leur minimum de quinze à trente ans.

VILLES. LEUR HYGIÈNE

Dans la construction d'une ville ou dans le choix d'une habitation à la ville, on doit se préoccuper de la *situation*, car, ainsi que nous l'avons vu en hygiène générale, il faut éviter le voisinage des marais, des tourbières, des étangs, une vallée trop étroite, une élévation excessive, etc. Il est nécessaire également d'éviter le groupement des habitations sur un espace trop restreint et leur élévation exagérée, enfin s'inquiéter de la nature du sol, du sous-sol, etc.

La salubrité d'une ville dépend encore de la densité de la population, de la disposition intérieure des logements, etc.

VOIE PUBLIQUE

La propreté de la voie publique est de première nécessité ; aussi les administrations municipales doivent y veiller constamment, car sans cesse les rues sont infectées par les débris des ménages jetés sur la voie publique, les eaux pluviales, les boues entraînées avec les pluies dans les puits, enfin par les débris de diverses industries.

Donc, en toute saison, les rues seront balayées et les immondices enlevées et portées au loin ; le pavage des rues sera disposé en une pente qui permette leur lavage facile et l'éloignement rapide des eaux pluviales.

Autant qu'il sera possible, les rues seront larges, plantées d'arbres tels que tilleuls, marronniers, platanes, acacias, etc. Ce sera non seulement une cause d'embellissement, mais de purification de l'atmosphère. On évitera toutefois que ces plantations soient rapprochées des maisons au point d'empêcher l'accès facile et suffisant de l'air et de la lumière.

APPROVISIONNEMENT ET DISTRIBUTION DES EAUX. IRRIGATION

Approvisionnement et distribution des eaux. Irrigation. Dans les villages, les bourgs et les nombreuses petites villes, l'approvisionnement des eaux alimentaires se fait aux fontaines privées et publiques, aux puits, citernes, rivières. Dans tous ces cas, les municipalités doivent prendre toutes les dispositions nécessaires pour empêcher que ces différentes eaux alimentaires soient infectées. Dans ces localités, en effet, l'arrosage et parfois même le balayage des rues sont confiés à la bonne volonté des eaux pluviales qui, si elles ne s'écoulent pas rapidement au loin, vont souiller toutes les eaux alimentaires.

Dans les grandes villes, l'enlèvement des immondices de toutes sortes, le balayage et l'arrosage des rues doivent être faits en toute saison, mais surtout l'été une fois par jour.

Dans ces centres populeux, l'approvisionnement et la distribution des eaux est une question de la plus haute importance; le *service des eaux* s'y divise en deux fonctions: l'une pourvoit à l'apport et à la répartition d'eaux potables, saines, *alimentaires ;* l'autre est préposée à l'apport et à la distribution des eaux destinées au lavage des rues, à leur arrosage, aux lavoirs publics, aux établissements de bains, etc.

Ordinairement toutes ces eaux sont amenées d'une certaine distance de la ville à l'aide d'aqueducs ou de tuyaux souterrains, sont réunies dans d'immenses réservoirs, établis sur un point central et élevé, et de là, distribuées, par un système de canaux : 1° *Les eaux alimentaires* à chaque rue, à chaque maison, à chaque ménage même, 2° *les eaux* destinées à l'entretien des rues ou *eaux du service municipal,* aux établissements publics, aux squares, aux rues où on les puise sur une foule de points pour l'arrosage et le balayage.

Égouts. Toutes les eaux alimentaires, toutes celles du service public, après leur utilisation, sont recueillies dans un même système de conduits souterrains qu'on nomme égouts. Ces conduits convergent, se réunissent dans un énorme conduit nommé égout principal ou collecteur, destiné à porter au loin toutes ces eaux dites d'égout.

Les égouts ont des dimensions qui varient, bien entendu, avec l'étendue de la ville, la densité de sa population, le nombre de ses industries, etc. Londres et Paris ont des systèmes d'égouts très importants et très bien agencés, qui portent leurs eaux au loin dans la Tamise, ou dans la Seine, hors de ces villes.

Épuration et utilisation des eaux d'égout. Mais cet apport constant d'une immense quantité d'eaux infectées et infectantes, serait un danger pour les localités qui les reçoivent ; c'est pour parer à ces graves inconvénients 1° qu'on désinfecte ces eaux avec certaines substances, entre autres, le sulfate d'alumine, qui précipite des eaux impures les matières organiques qui seront employées comme engrais 2° ou, comme à Gennevilliers près Paris, qu'on répand les eaux d'égout à la surface de terrains poreux et perméables. Là, les matières solides s'accumulent à leur surface, y forment une vraie couche d'humus et en même temps un excellent filtre pour les eaux qui reviennent chaque jour, tandis que les matériaux liquides des eaux d'égout pénètrent au fond du sol, où les racines des plantes et des herbes les utilisent. De la sorte, l'apport des eaux d'égout est rendu aussi peu nuisible qu'il est possible et ces eaux, si riches en produits azotés, sont employées très avantageusement pour la culture maraichère.

Voiries. On nomme ainsi des réservoirs destinés à cacher, à modifier et à utiliser plus tard, comme engrais, les résidus de toute nature provenant des agglomérations. La voirie doit être établie loin de la ville, à deux kilomètres au moins, sur un emplacement d'où les vents n'emportent pas ces émanations putrides vers la ville.

MORTS. INHUMATIONS. CIMETIÈRES

Morts. Les lois religieuses, les prescriptions hygiéniques, les législations de tous les pays nous enjoignent d'inhumer nos morts. Mais les exemples nombreux et très authentiques d'inhumation dans des cas de mort apparente, l'horreur que de pareils faits nous inspirent, tout nous fait un impérieux devoir de constater *avant tout* la réalité de la mort.

Il n'existe pas de *signe unique*, *infaillible* et facilement perceptible de la certitude de la mort, mais seulement un ensemble de signes dont la réunion permet d'affirmer la réalité de la mort.

Parmi ces signes, voici les principaux : la *cessation des battements du cœur*. Mais il est des cas comme l'asphyxie, la syncope, la catalepsie, etc. où, tout en étant imperceptibles, ils existent et suffisent quelque temps à l'entretien de la vie.

La rigidité cadavérique, qui survient de quelques heures à douze heures après la mort; cependant il est des affections nerveuses avec contractures prolongées comme l'hystérie, la catalepsie, etc. qui parfois présentent une rigidité ressemblant à celle de la mort.

L'obscurcissement de la cornée; l'œil est devenu sans éclat, vitreux et insensible : mais dans les cas précédents de mort apparente, le même état peut se présenter.

L'immobilité et l'insensibilité à tous les excitants ; or, pendant les douze heures qui suivent la mort, les muscles se contractent encore sous l'influence électrique.

Le refroidissement général, il existe aussi dans la syncope, l'asphyxie, etc.

Enfin la *putréfaction*, c'est un signe de grande valeur, mais il survient plus ou moins tard selon la cause de la mort, la saison, le climat.

Inhumations. Cimetières. Les cimetières ou lieux de sépulture doivent être placés en dehors des villes et des villages, exposés au Nord, c'est-à-dire en rapport avec les vents froids moins nuisibles que les vents chauds et humides par le développement et l'extension des miasmes cadavériques. Les cimetières doivent être situés loin des sources, puits, etc., servant à la population, enfin l'emplacement d'un cimetière sera élevé, sec, bien aéré et là où l'eau n'apparaît qu'à une grande profondeur.

Les fosses, selon la loi, doivent avoir une profondeur de deux mètres ; les cercueils sont ordinairement faits en bois ; ils seraient préférables à tous égards, s'ils étaient faits en ciment ou en verre très épais, comme l'ont proposé certains hygiénistes.

La rapidité de la décomposition est en rapport avec la nature du terrain ; elle est lente dans les terrains sablonneux, plus prompte dans les terrains humides.

Crémation. — Au lieu d'inhumer leurs morts, les anciens les brûlaient sur des bûchers, c'était chose horrible et absolument insalubre. Aujourd'hui, dans les pays civilisés, cette idée de la crémation conquiert d'année en année de nombreux partisans ; en Italie, la crémation est devenue facultative.

Cette opération se fait actuellement d'une façon très rapide et très convenable, et elle produit dans un temps qui varie, selon les systèmes employés, une demi-heure à trois heures, la destruction complète des cadavres et la combustion même des gaz qui s'en dégagent pendant la crémation.

Dans les divers systèmes de crémation les plus connus, on place le cadavre dans un tube réfractaire, hermétiquement clos et porté subitement à une température effrayante. Il n'y a aucun gaz dégagé, aucune odeur répandue et dans le tube refroidi on retrouve un peu d'oxygène, d'azote, de vapeur d'eau et de cendres.

En France, on reproche à la crémation de froisser les sentiments, de faire disparaître toute trace de crime, d'empoisonnement, etc.

HYGIÈNE DES ÉTABLISSEMENTS OU LIEUX PUBLICS

Églises, temples, hôpitaux, casernes, crèches, théâtres, lavoirs publics, etc. Ces édifices, pour recevoir sans danger des réunions d'individus, doivent satisfaire à des conditions très-importantes d'hygiène et concernant l'aération, la ventilation, le chauffage et l'éclairage.

Il faut que l'air y soit en abondance ; autrement, dans des réunions prolongées ou trop nombreuses, on voit survenir dans la foule une gêne particulière : sensation d'étouffement, d'oppression, maux de tête, syncope, asphyxie.

De plus, la masse d'air doit s'y renouveler facilement et constamment soit par la ventilation naturelle (portes, fenêtres, cheminées, joints des portes, par lesquels il s'établit un double courant : l'air chaud et vicié, moins dense, s'élève et s'échappe au dehors, tandis que l'air froid et salubre du dehors entre de tous côtés pour le remplacer) soit par les procédés de la ventilation artificielle : bouches d'appel et autres appareils spéciaux.

La température ne doit jamais, dans ces réunions, être supérieure à 15°.

L'éclairage est abondamment distribué ; il constitue, lui aussi, une importante cause de viciation de l'air.

HYGIÈNE SCOLAIRE

Rien n'égale l'importance de cette partie de l'hygiène publique, c'est pourquoi nous la traiterons avec plus de détails. Qu'on veuille bien remarquer, en effet, que c'est dans les établissements scolaires que les enfants et les jeunes gens contractent certaines déformations physiques telles que l'inégalité des épaules, la voussure du dos, la myopie, le strabisme, etc ; parfois aussi une santé qui restera toujours débile. Tous ces effets influeront d'une façon fâcheuse sur leur avenir et leur aptitude professionnelle.

De plus c'est à l'école que l'on voit éclater, de temps en temps, des affections contagieuses et épidémiques à ce point meurtrières qu'elles peuvent décimer la population scolaire atteinte ; telles sont les fièvres éruptives, (rougeole, scarlatine et variole), la diphthérie (angine couenneuse et croup), la coqueluche, la fièvre typhoïde, etc.

Or il est possible d'éviter ces fléaux, par l'application rigoureuse des principes que nous allons exposer et dont l'ensemble constitue l'hygiène scolaire.

Situation des établissements scolaires. — Dans les grandes villes, où l'espace manque et où la population est toujours condensée, il est bien rare qu'on puisse avoir toute latitude pour choisir une situation salubre ; mais dans les campagnes, villages et même beaucoup de villes, on le peut. Alors on cherchera un lieu élevé, où l'atmosphère se renouvelle facilement et où l'on sera abrité des vents froids et glacés du Nord.

Emplacement. — L'établissement scolaire doit être construit sur un terrain sec. Si la localité ne le permet pas, il faudra faire des caves profondes, bien aérées, sur lesquelles on construira l'établissement, suffisamment exhaussé.

Exposition. — Il n'est pas indifférent de prendre une exposition ou l'autre ; la seule bonne est celle dans laquelle l'axe de la maison d'école est dans la ligne du N. N. E. au S. S. O., avec une faculté de déviation de cet axe qui ne doit jamais dépasser 40°. (Javal.)

Voisinage. — Il faut tenir également compte du voisinage dans la construction des établissements scolaires, autour desquels doivent régner le calme et la tranquillité. Ils seront en conséquence éloignés des lieux de réunion de tout genre et aussi des fabriques, ateliers et de tous les établissements insalubres.

Matériaux de construction. — Dans la construction des écoles, il est essentiel de ne faire usage que de matériaux parfaitement secs pour éloigner l'humidité, qui influe de la façon la plus pernicieuse sur la santé des enfants ou des jeunes gens : à peu près immobiles dans une salle de classe humide, ils s'y refroidissent très facilement ; et, très longtemps chaque jour sous l'action pénétrante de l'humidité, on les voit souvent atteints, pour cette seule raison, par le rhumatisme, la scrofule et le lymphatisme que le froid humide engendre si facilement chez la jeunesse.

La nature de ces matériaux varie nécessairement avec les ressources des localités ; le granit, le moëllon exempt de salpêtre, la brique et le silex sont tous d'excellents matériaux.

Salles de classe. — Les salles de classe sont les parties les plus importantes de tout établissement scolaire, parce qu'après les dortoirs c'est là que les enfants restent le plus longtemps. Elles doivent être spacieuses, avec plafonds élevés et bien disposées pour la sonorité, à cette fin que la parole du maitre et des élèves s'entende bien distinctement, c'est-à-dire sans aucune fatigue pour personne.

La surface des murs des salles de classe sera recouverte d'un enduit au plâtre, recouvert lui-même d'une couche de peinture jaune terne ; la couleur blanche des murs produisant une réverbération fatigante pour la vue.

Les bancs-tables doivent être disposés au milieu de la salle et assez espacés pour permettre une circulation facile.

Enfin la capacité de chaque salle de classe doit être telle qu'elle offre à chaque élève un minimum de six mètres cubes d'air par heure.

Dortoirs. — Dans les lycées, séminaires, collèges, pensionnats, etc. les dortoirs seront vastes, situés au premier ou au second étage et pourvus de nombreuses fenêtres. « Quand un dortoir est chaque nuit rempli d'élèves, quand une classe fonctionne, qu'elle est remplie d'écoliers, tous les gaz, toutes les effluves de la vie se dégagent, voyagent, à la rencontre des parois, y brisent leur marche, s'y immobilisent en partie. Si les conditions du local ne changent pas, si les émanations vitales persistent, les parois des salles de classe et des dortoirs les fixent en quantités de plus en plus grandes..... l'infection est commencée et avec elle on verra la santé des élèves s'étioler ». (Trélat, 1879, *Revue scientifique*.)

Portes et fenêtres. — Dans les salles de classe et dans les dortoirs, ces ouvertures doivent être grandes (larges et hautes), opposées à cette fin que la ventilation naturelle y soit facile. De plus, les fenêtres seront pourvues, à leur partie supérieure, de *vasistas* bien disposés pour la ventilation. Par ces ouvertures, l'air chaud et vicié s'échappe constamment au dehors et l'air pur y pénètre pour se mêler dans la partie la plus élevée de la masse atmosphérique de la pièce : «.... Il suffit continue, Monsieur Trélat, pour empêcher l'infection des murs d'en interrompre la continuité ; on obtient ce résultat avec certitude en aérant énergiquement les salles populeuses par les vasistas dans le cours des récréations ; de plus une fois par an au moins les murs des classes et des dortoirs seront lessivés. »

Vestiaire. Dans tout établissement scolaire où l'on reçoit des externes, il y aura une salle où les élèves, avant d'entrer en classe, déposeront leurs manteaux, leurs coiffures, les paniers de provisions, etc. ; c'est le vestiaire. Dans aucun cas, il ne faut permettre l'introduction de ces objets dans la salle de classe, comme cela arrive trop souvent dans les écoles rurales ; c'est une cause puissante de viciation de l'air de la classe.

Chauffage. L'hiver, les classes sont chauffées à l'aide d'un calorifère placé au milieu de la salle et distribuant ainsi également dans toutes les directions, une quantité de chaleur qui oscille entre 15 et 18° centigrades.

Éclairage. La question de l'éclairage des salles de classe, beaucoup trop négligée et souvent mal comprise jusque aujourd'hui, est néanmoins l'une des plus importantes de l'hygiène scolaire. Aussi qu'arrive-t-il ? c'est que les jeunes enfants présentent bien vite et dans l'effrayante proportion de 75 0|0 de l'hypermétropie, c'est-à-dire que chez eux, le foyer lumineux ou l'image tend à se faire au delà de la rétine (Trismann).

Un peu plus tard, chez ces mêmes jeunes enfants, c'est la myopie qui devient très fréquente.

Ces troubles de la vue résultent, ici, tous deux d'un effort exagéré de l'accommodation, en présence d'un éclairage insuffisant ou mal distribué.

Pour éviter ces divers troubles de la vue, on doit distribuer la lumière abondamment et de la façon suivante :

dans toute salle de classe ou d'étude, la lumière naturelle ou artificielle ne viendra point soit de l'arrière, soit uniquement de la droite, car alors les différentes parties du corps portent ombre sur les livres ou les cahiers. Elle viendra encore moins de l'avant car, dans ce cas, elle fatigue, éblouit et produit rapidement les plus détestables effets : les enfants clignent des yeux, penchent la tête et le corps pour échapper à l'éblouissement et voir. L'éclairage par le toit, lorsqu'il est bien établi, est très bon. La lumière est ordinairement donnée soit du côté gauche, *c'est l'éclairage unilateral gauche*, soit des deux côtés, c'est *l'éclairage bilatéral*. Tous deux sont également de bons modes d'éclairage. (Javal, *Revue scientifique.*)

Le soir, la lumière de la lampe ou du gaz doit être non seulement abondante, mais stable, bien diffusée et arrivant obliquement sur les livres ou les cahiers.

Cour des récréations. Dans tous les établissements scolaires, cette cour est absolument indispensable ; elle doit être grande, ayant une longeur et une largeur bien proportionnées, unie, recouverte de sable fin et offrant une pente suffisante à l'écoulement rapide des eaux de pluie.

La cour des récréations doit être entourée de murs assez élevés pour isoler les élèves du dehors, et les protéger contre les vents glacés du nord et plantée d'arbres pour les abriter du soleil pendant l'été, et purifier l'atmosphère.

C'est dans la cour que seront placés le préau, le gymnase et aussi les latrines, quand on n'aura pas jugé possible de les disposer à l'intérieur, ce qui pourtant est bien préférable.

Le préau est un espace couvert, contigu à la maison d'école dans laquelle il s'ouvre et où les élèves prennent leurs récréations, les jours de pluie, de neige, etc.

Le gymnase est ordinairement disposé dans le milieu de la cour ; il est bon de recouvrir le sol en cet endroit d'une épaisse couche de sable, pour atténuer la violence des chutes.

Si *les latrines* sont placées dans la cour, elles seront dans un coin éloigné, et abritées de grands arbres. Elles seront toujours tenues avec la plus rigoureuse propreté ; de plus, dans la saison chaude, on les désinfectera à l'aide du chlorure de chaux ou du sulfate d'alumine.

Mobilier scolaire. Si l'éclairage insuffisant ou mal distribué est la cause de divers troubles de la vue, un mobilier scolaire défectueux et mal compris amène plus particulièrement des déformations pénibles ou très désagréables du corps.

Que dirait-on d'un maître qui, dans une école fréquentée par des enfants et des jeunes gens de sept à dix-huit ans, voudrait imposer à tous ses élèves une coiffure ou des chaussures de même dimension ? qu'il manque de raison, que c'est un nouveau Procuste. Mais pourquoi ne fait-on pas les mêmes réflexions à la vue du mobilier de presque tous nos établissements scolaires.

Prenons une école rurale fréquentée par une moyenne de cinquante enfants de six à treize ans, et où l'on se conforme aux idées reçues aujourd'hui dans l'enseignement primaire et consistant à enseigner simultanément la lecture et l'écriture à l'enfant, dès le premier jour de sa fréquentation à l'école. Les bancs-tables ont tous même disposition, même écartement, même hauteur, même largeur des bancs, etc., et il en est de même, nous le répétons dans la plupart des lycées, collèges, etc. : les dimensions du mobilier scolaire ne sont point appropriées à la taille des élèves ; aussi chaque enfant va instinctivement faire ses efforts pour s'accommoder aux dimensions de ce mobilier, prendre des attitudes vicieuses, les conserver tout le temps de la classe et cela chaque jour, pendant des années, précisément dans la période où l'enfant se développe et dans laquelle, pour cette raison, se produiront facilement et pour persister, des déformations nommées avec juste raison *déformations scolaires*.

Dispositions d'un mobilier scolaire hygiénique. Il faut donc que le mobilier scolaire soit bien adapté à la taille des enfants et construit de façon que les élèves de tout âge y soient placés bien en équilibre.

La table et le banc sont réunis par une traverse reposant

sur le sol et qui les fixe l'un à l'autre, afin de rendre invariable l'écartement convenable et d'assurer l'immobilité pendant le travail.

Le banc doit être large et assez haut pour que la cuisse repose bien d'aplomb sur le siège et que la jambe fasse un angle droit avec celle-ci, en appuyant les pieds sur le sol.

Le banc doit être muni d'un dossier pour donner au tronc un point d'appui qui, en évitant la fatigue, empêche de la sorte ses incurvations vicieuses.

La table, suffisamment large pour les cahiers et les livres, aura dans les trois quarts antérieurs, une légère inclinaison qui facilite la vision et empêche de pencher la tête pour la lecture. Le reste de la largeur de la table, beaucoup plus étroit et destiné à l'encrier et aux plumes, sera horizontal.

La hauteur de la table sera telle que, l'élève étant convenablement assis sur le banc, ses coudes viennent d'eux-mêmes s'appuyer sur cette table, sans qu'il incline le tronc en avant et sans élever les épaules.

Enfin l'écartement du banc et de la table sera tel que l'élève étant bien et symétriquement assis comme il vient d'être dit, il n'ait besoin de se déplacer ni en avant ni en arrière sur le siège, ni pour l'écriture ni pour la lecture.

Dans une école primaire, il faut au moins trois modèles de bancs-tables, un pour chaque taille des enfants, divisés en petits, moyens et grands. Dans les pensionnats, les collèges, lycées, etc. où se trouvent des jeunes gens de quinze à vingt ans, un quatrième et plus grand modèle est indispensable.

Chaque banc-table ne doit être fait que pour trois ou quatre élèves au plus, afin de faciliter les mouvements et la surveillance.

Il serait plus hygiénique pour la vue, car ainsi on arrêterait ou empêcherait bien vite la myopie, que tout livre classique fût imprimé sur papier jaune paille (cette couleur fatigue moins la vue) et qu'en outre les lignes soient moins pressées, les caractères plus larges et ceux-ci d'autant plus gros que l'enfant est plus jeune, car, toutes choses égales d'ailleurs, la *lisibilité* d'un texte imprimé, ne dépend pas de la hauteur des lettres mais de leur largeur (Javal).

TABLEAU DES DIMENSIONS DE BANCS-TABLES. QUATRE MODÈLES

DIVERSES PARTIES Des bancs-tables avec leurs dimensions pour chaque modèle.	1 6 à 9 ans. tail. moy. 1 m. 17	2 10 à 12 ans tail. moy. 1 m. 32	3 13 à 15 ans tail. moy. 1 m. 49	4 16 à 18 ans tail. moy. 1 m. 67
BANCS	m. cent.	m. cent.	m. cent.	m. cent.
Largeur du siège.	» 22	» 24	» 26	» 28
Largeur du dossier.	» 12	» 13	» 14	» 15
Hauteur du siège au-dessus du sol.	» 34	» 37	» 40	» 45
Hauteur du bord supérieur du dossier au-dessus du siège.	» 22	» 24	» 26	» 28
	le dossier se trouve au niveau des reins.			
TABLES				
Distance horizontale du bord antérieur de la table au dossier.	» 20	» 22	» 24	» 26
Distance horizontale entre les bords antérieurs de la table et du siège.	Ces deux bords sont sur le même plan vertical.			
Hauteur du bord antérieur de la table au-dessus du siège.	» 19	» 21	» 23	» 25
Largeur d'une place.	» 60	» 60	» 65	» 65
Largeur du plan incliné de la table-pupitre.	» 35	» 40	» 45	» 45
Largeur de la partie de la table destinée à l'encrier, etc. est horizontale.	» 10	» 10	» 10	» 10
Inclinaison (degré d') de la table.	» 08	» 085	» 09	» 10

PRINCIPALES RÈGLES HYGIÉNIQUES A OBSERVER DANS LA DIRECTION D'UNE CLASSE.

Le maître a la responsabilité de la propreté de la salle

de classe ; c'est lui, par conséquent, qui devra faire en sorte que, chaque soir, après la sortie des élèves, elle soit balayée et aérée.

Il s'assurera également, par un examen attentif et rapide, que chaque élève est propre, qu'il n'est affecté d'aucune maladie contagieuse, gale, coqueluche, eczéma, etc.

L'emploi du temps sera ordonné de telle façon que les exercices soient variés, c'est-à-dire qu'au travail qui demande l'immobilité, succède un autre travail exigeant des déplacements, des mouvements.

A l'hiver, alors que le calorifère est allumé, on placera, dessus, un vase plein d'eau, dont la lente évaporation rafraîchit l'atmosphère de la classe.

Inutile de rappeler que le maître veillera attentivement à ce que la ventilation soit régulièrement faite.

Chaque élève doit être bien placé sur son banc et s'il s'en trouve de prédisposés à la myopie, le maître les empêchera de se rapprocher trop pour lire et de se courber pour écrire, comme ils aiment tant à le faire ; c'est là la plus grande difficulté à vaincre pour s'opposer à l'accroissement du nombre des myopes. (Javal, *livres scolaires et myopie*).

On supprimera les mises au net des dictées, problèmes, etc., comme autant de travaux *insalubres et pour le corps et pour l'esprit.*

Les portes et fenêtres ouvertes pendant les récréations, ne seront fermées que quelques instants avant la rentrée.

C'est dans le cours des récréations et sous les yeux du maître que les élèves feront de la gymnastique, du chant, de l'escrime et des exercices militaires.

Tous ces soins, ajoutés aux soucis et aux fatigues de l'enseignement, demandent incontestablement du dévouement, l'amour de la profession, du patriotisme ; aussi combien nous honorons l'instituteur et l'institutrice qui réunissent toutes ces qualités !

ÉTABLISSEMENTS INSALUBRES

On nomme ainsi les locaux où sont établies des industries qui, soit par la nature des produits employés ou fabriqués, soit par les résidus gazeux, liquides ou solides qui s'échappent de la pratique de ces industries pour aller corrompre les eaux ou l'atmosphère de la localité, sont incommodes, insalubres ou dangereuses pour le voisinage.

Ces industries sont nombreuses et insalubres à divers degrés ; aussi, un décret du 15 octobre 1810, les a-t-il, à ce dernier point de vue, classées sous trois chefs.

Dans la première classe figurent les industries dangereuses ; tels sont :

Les abattoirs publics.

Les amidonneries.

La fabrication d'amorces et de fulminates.

Les boyauderies.

L'équarrissage des animaux, etc...

Ces divers établissements, dangereux à cause des menaces d'explosion, des émanations détestables qu'ils répandent dans l'air et les cours d'eau du voisinage, doivent être isolés et éloignés à quelque distance des agglomérations.

Leur création doit être autorisée par décret du président de la République, rendu en Conseil d'État.

La seconde classe comprend les établissements insalubres proprement dits : telles sont :

Les sucreries.

La fabrication du noir de fumée.

Les tanneries.

Les verreries, etc...

Ces établissements, moins dangereux que les premiers, doivent néanmoins être isolés des habitations.

Ils ne peuvent être créés qu'après enquête *de commodo et incommodo et arrêté du préfet*

La troisième classe comprend certains établissements moins insalubres que les précédents, tels sont :

Les brasseries.

L'étamage des glaces.

Les mégisseries.

Les savonneries.

Cette troisième classe d'établissements insalubres est seulement soumise à la surveillance de la police.

HYGIÈNE PROFESSIONNELLE.

Un grand nombre de professions constituent, pour ceux qui les exercent, des milieux particuliers ayant des influences nuisibles à divers degrés et variables avec les professions.

Ces influences professionnelles s'exercent spécialement sur une partie ou l'autre du corps, sur un appareil, sur une fonction ou l'autre, etc. Selon le siège de ces influences, nous les diviserons en trois groupes :

I. *Les lésions ou influences externes ;* elles interessent particulièrement la peau, certains muscles superficiels, le tissu cellulaire sous-cutané. Elles sont, en général, insignifiantes, temporaires ou définitives et comprennent particulièrement le groupe de lésions qu'en médecine légale on nomme *Signes professionnels*. Les plus remarquables et les mieux connus des signes professionnels sont :

Chez les garçons épiciers, une éruption eczémateuse des mains, due à l'action fréquemment répétée des alcalins, de matières irritantes diverses ; c'est la *gale des épiciers*.

Chez les boulangers, on trouve assez souvent une démangeaison de la face dorsale des mains, due à la chaleur et à la pâte fermentée ; c'est le *psoriasis des boulangers*.

Chez les lessivières, on voit, à l'hiver surtout, les mains rougies, gonflées, déformées ; l'épiderme est dur, sec et souvent crevassé ; les gaines des tendons des muscles des mains sont parfois enflammées, douloureuses et crépitantes dans les mouvements , c'est *l'haï*.

Les cordonniers ont les fesses très développées ; la face palmaire du pouce et de l'index est aplatie et gercée sur ce dernier.

Les tailleurs présentent une dépression de la partie antérieure et inférieure du thorax, au-dessus du creux de l'estomac, et, au niveau des malléoles externes, une saillie douloureuse.

Les écrivains ont parfois la main droite prise d'un tremblement convulsif ; c'est la *crampe des écrivains.*

II. Dans le second groupe de lésions purement professionnelles, sont comprises des affections bien plus sérieuses que les précédentes ; elles frappent particulièrement l'appareil respiratoire, altèrent la santé et abrègent la vie.

Cette classe d'accidents est due à l'introduction dans le corps de poussières nombreuses, mêlées à l'atmosphère des ateliers. Elles sont d'origine végétale, animale ou minérale.

Les poussières végétales se rencontrent dans l'atmosphère des : batteurs en grange, meûniers, boulangers, ramoneurs, charbonniers, fondeurs en cuivre et en bronze, car ces derniers emploient la poussière de charbon, etc....

Les poussières animales souillent l'atmosphère des ateliers de : brossiers, batteurs de feûtres, matelassiers, chiffonniers, tisseurs de laines, tapissiers, etc...

Enfin les poussières minérales, et ce sont les plus nuisibles, existent en quantité notable dans l'air des : tailleurs de pierre, aiguiseurs, polisseurs d'acier, plâtriers etc...

Ces poussières de toute nature sont répandues à l'état de finesse impalpable dans l'air trop restreint et mal renouvelé, et cela en quantité d'autant plus grande qu'il y a plus d'ouvriers et que l'aération et la ventilation sont moins bien faites.

Elles pénètrent en petite quantité dans l'appareil digestif sans occasionner de troubles sérieux ; mais tout le reste est introduit par la respiration dans l'appareil pulmonaire où chaque jour de nouvelles quantités s'accumulent. Elles irritent la muqueuse des bronches sur toute son étendue ; une partie de ces poussières est expulsée dans les crachats de la toux qu'elles provoquent, le reste s'accumule sur une foule de points des canaux bronchiques et détermine un état d'inflammation habituel avec toux assez fréquente et expectoration blanche et épaisse : c'est le *catarrhe bronchique*, affection sérieuse.

Plus tard, il est fréquent de voir ces mêmes poussières, logées sur divers points des canaux bronchiques, amener en ces mêmes endroits une *dilatation avec inflammation* et sécrétion purulente intarissable, affection très grave ressemblant à la phtisie pulmonaire dont elle a souvent d'ailleurs la même terminaison.

III. Enfin il est certaines professions qui, par la nature des substances avec lesquelles elles mettent en contact quotidien, exposent à de véritables empoisonnements. Telles sont surtout les professions, qui consistent dans l'extraction, la préparation ou l'emploi 1° du plomb, minium, litharge, céruse, etc. 2° du mercure, sublimé corrosif, cinabre, etc. 3° de l'arsenic, acide arsénieux, verts arsénieux, etc. 4° du phosphore ; 5° du cuivre, etc.

Tous ces corps, à l'état pulvérulent, sont constamment en contact avec les ouvriers ; ils sont répandus dans l'air de l'atelier, se déposent sur les vêtements, les mains, le visage, le corps tout entier.

Dans ces conditions, ils sont facilement absorbés par les appareils digestif et pulmonaire et même la peau. Pénétrant ainsi dans la circulation générale, ils sont disséminés dans les divers tissus où leurs molécules s'accumulent et séjournent au contact immédiat des éléments anatomiques de ces mêmes tissus.

C'est alors qu'ils troublent, peu à peu et en proportion de leur accumulation, la nutrition de ces éléments et partant des tissus eux-mêmes, en même temps qu'ils ralentissent ou bouleversent leurs fonctions ; en un mot, ils diminuent leur vitalité.

Alors surviennent de la pâleur, une sorte d'anémie, de l'amaigrissement, une faiblesse profonde et parfois la mort.

Tel est le tableau général de l'empoisonnement lent ou chronique que provoquent peu à peu ces substances.

Mais outre ces troubles généraux, il existe certaines lésions spéciales pour chaque espèce de métaux : les préparations saturnines ou plombiques déterminent, en outre, de la *paralysie musculaire* localisée aux extenseurs des doigts, des mains et des avants-bras, des coliques atroces dites *coliques de plomb*, une sorte *d'épilepsie très grave*, etc. ; ces accidents saturnins peuvent survenir aussi chez les personnes qui font usage, dans leur alimentation, d'eau ayant séjourné ou même coulé dans des tuyaux ou des réservoirs pour la confection desquels il entre du plomb.

Le mercure et ses composés provoquent en outre, des troubles communs chez les ouvriers qui les emploient (étameurs de glaces, doreurs au mercure, empailleurs, chapeliers) une *inflammation grave de la bouche*, avec salivation abondante, gonflement des gencives, et chute des dents, des *paralysies variées* et un tremblement de tout le corps dit *tremblement mercuriel*.

L'arsenic et ses dérivés, employés dans la confection des papiers peints, des couleurs, etc.; le cuivre et ses dérivés, tous ces corps provoquent, de plus, des *nausées*, de la *diarrhée*, des *maux de tête*, etc.

Enfin, le phosphore, dans la fabrication des allumettes chimiques, la benzine, la nitro-benzine, le sulfure de carbone, la fabrication du caoutchouc vulcanisé, etc. exposent également à une action délétère.

Nous venons d'indiquer très-sommairement le *martyrologe* des dangers et de l'insalubrité d'un grand nombre d'industries. Eh bien ! il est possible toujours, il est facile souvent d'empêcher ou tout au moins d'atténuer grandement ces désastres chez les populations ouvrières ; faisons-le donc et avec énergie !

Il est nécessaire pour cela de construire des ateliers aussi grands qu'il est possible, d'y entretenir une propreté extrême, une ventilation puissante, qui renouvelle rapidement la masse d'air poussiéreux et vicié. L'atelier doit être balayé chaque jour, après la sortie des ouvriers, toutes fenêtres ouvertes. L'été, il sera en outre fréquemment arrosé pour fixer et entraîner les poussières de toute nature.

L'éclairage naturel ou artificiel y sera toujours abondamment distribué.

D'autre part, les ouvriers changeront souvent de linge; ils auront de plus des vêtements de travail qu'ils prendront en entrant, pour les quitter en sortant de l'atelier. Ces vêtements de travail seront laissés dans un vestiaire, séparé de l'atelier et pourvu de lavabos. Les ouvriers se laveront soigneusement les mains et le visage, chaque soir en quittant l'atelier; ils ne mangeront jamais sans prendre la même précaution, ne prendront aucun repas dans l'atelier, où enfin ils n'arriveront jamais à jeun.

Une fois par mois, au moins, chaque ouvrier prendra un grand bain savonneux.

Professions libérales ou intellectuelles. — On nomme ainsi les professions où le travail intellectuel est à peu près le seul auquel on se livre; telles sont celles des juges, avocats, ministres des cultes, médecins, peintres, professeurs, journalistes, acteurs, notaires, avoués, etc.

Les gens de ces diverses professions, *s'ils travaillent beaucoup*, acquièrent une activité très-grande des centres nerveux; jusque-là, rien de mieux, mais souvent on les voit se refuser à tout travail manuel, à tout exercice corporel. Il s'en suit, après quelque temps, une paresse des grandes fonctions organiques, une sorte de ralentissement des phénomènes de la vie végétative et conséquemment de la dyspepsie, de la constipation, du catarrhe de la vessie, des calculs urinaires, de la congestion du foie, du cerveau et enfin une misère physiologique précoce et une vieillesse anticipée.

Professions manuelles. — On nomme manuel le travail corporel; c'est celui du cultivateur, du paysan, de l'ouvrier. Exercé dans de bonnes conditions d'hygiène générale et individuelle, il assure la libre fonction des appareils organiques, régularise la nutrition des tissus, favorise leur développement et augmente la force du corps ou force physique.

Mais, lorsqu'il est exagéré, excessif, lorsqu'il exige une dépense supérieure à l'apport quotidien que fournit l'alimentation, ou lorsqu'il est continu, c'est-à-dire sans périodes de repos, il surmène, provoque une usure précoce et une vieillesse anticipée.

Hygiène des professions intellectuelles et manuelles. — Il est donc indispensable de prendre dans tous ces travaux un juste milieu, une équitable et physiologique proportion, satisfaisant à la fois au développement de l'être physique et de l'être intellectuel. Ayons des préférences, des aptitudes, mais ne sacrifions jamais le corps à l'intelligence ou réciproquement. Aussi, dans toute profession intellectuelle, il faut reposer l'esprit par la variété des travaux, puis faire de la gymnastique, de l'équitation, des courses à pied, aller à la chasse, etc. Dans les professions manuelles, au contraire, il est indispensable de quitter de temps en temps la charrue, la machine ou l'outil pour la culture intellectuelle et morale, par l'étude de sujets en rapport avec les goûts ou les aptitudes.

Profession militaire. — En France, tout citoyen qui, au premier janvier, a vingt ans accomplis, est appelé à servir la patrie et il est enrôlé dans l'année s'il remplit les conditions que réclame l'aptitude militaire et qui sont celles-ci:

Une taille minimum de 1m. 55 cent.

Une bonne constitution,

Aucun vice de conformation,

Aucune des maladies suivantes : obésité, épilepsie, somnambulisme, paralysie incurable, lésion sérieuse des yeux, surdité, hernie, varices, etc.

Hygiène du soldat. — Les casernes, où logent les soldats en temps de paix, doivent être spacieuses, construites, en un mot, selon des prescriptions déjà indiquées en hygiène publique.

Les chambres seront tenues avec la plus extrême propreté, parfaitement aérées, et ne contiendront que le nombre d'hommes *hygiéniquement possible*. Une fois l'an au moins, dans la saison chaude, les murs de chaque chambre seront lessivés et blanchis.

En campagne, le soldat loge sous la tente; on devra, autant qu'il sera possible, établir le camp sur un terrain sec, en pente, abrité par une forêt, une élévation du sol, etc., ou très élevé dans les pays chauds. Dans les camps, comme à la caserne, il faut soigneusement éviter l'encombrement, cause principale du développement du typhus, de la fièvre typhoïde, de la variole, du choléra, des fièvres intermittentes, etc.

Le vêtement du soldat doit être très propre, chaud, etc.; disons seulement qu'en campagne dans les pays chauds comme dans les pays froids, le soldat se trouve très bien de porter une ample chemise de flanelle et une large ceinture de même étoffe.

L'alimentation du soldat doit être abondante et saine ; il serait bien désirable que la ration de viande fut plus élevée, les légumes frais plus abondamment distribués ; cette mesure devient indispensable en temps de guerre, où l'usage exclusif de biscuits, légumes secs et viandes de conserve constitue une nourriture insuffisante, laisse le soldat affaibli et prépare l'invasion d'une foule de maladies.

Enfin disons, pour terminer, que toutes les fois qu'il éclatera dans une caserne ou dans un camp une maladie épidémique comme la fièvre typhoïde, la dyssenterie, il faudra immédiatement évacuer la place.

CONNAISSANCES ET PRATIQUES MÉDICALES USUELLES OU L'ART DES PREMIERS SECOURS.

S'il est indispensable que chacun de nous connaisse les grandes lois de son pays, il nous paraît aussi nécessaire de *savoir* se porter mutuellement secours, car, à tout instant, nous pouvons nous trouver seul ou à peu près en face d'un blessé. Alors si nous savons donner intelligemment les premiers secours, parer aux premiers dangers, nous sauvons parfois la vie de notre semblable. Combien cette perspective doit nous stimuler à apprendre cette chose d'ailleurs si simple : *L'art de donner les premiers secours.*

Transport d'un blessé. — Quelqu'un s'est brisé un membre ; nous le trouvons, gisant à terre ; nous devons lui porter secours, le transporter chez lui ou à l'hôpital ; mais le malheureux ne peut faire aucun mouvement ou on ne peut le toucher sans qu'il souffre horriblement. Que faire alors ? C'est bien simple : chercher à reconnaître, et le blessé aidera, la nature et le siège de la blessure, puis, s'il en est besoin, prendre quelques aides.

C'est, je suppose, une fracture de la cuisse : deux aides prennent le blessé par le corps, un troisième soutient la jambe saine et vous, médecin d'occasion, vous prenez le membre brisé en plaçant les deux mains en dessous et à plat, l'une au niveau de la partie douloureuse, l'autre sous le jarret ; vous soutenez en tendant énergiquement. Alors, en même temps, on soulève le blessé et on le place sur une civière, un brancard, une porte, etc. Là, vous disposez le membre brisé bien d'aplomb, bien allongé et immobile et le blessé ne souffrira pas du transport.

Hémorrhagie. — Le sang s'écoule en abondance par une plaie, lavez vite à l'eau fraîche, appliquez promptement un gros morceau d'amadou, un tampon de charpie ou un épais gâteau de toile d'araignée, recouvrez ensuite de linge, fixez sur le tout une bande suffisamment serrée et allez chercher le médecin.

Brûlures. — Si la brûlure est superficielle, il faut se garder d'enlever l'épiderme soulevé, car le contact de la peau vive avec l'air est très douloureux. On applique alors sur la brûlure soit une couche de pulpe de pommes de terre crues et râpées, soit un mélange par parties égales, d'huile d'olive et de craie réduite en fine poussière, soit enfin une bouillie de moitié savon, moitié eau. On renouvelle le pansement une ou deux fois par jour.

Quand la brûlure est profonde et étendue, il faut vite appeler un médecin.

Congélation. — Lorsqu'un individu, saisi par le froid, tombe insensible, endormi et glacé, dans un état de mort apparente, on le fera revenir à la vie d'une façon merveilleuse en agissant de la manière suivante : ne pas le porter devant le feu, mais au contraire dans une chambre froide, l'y déshabiller complètement, le frotter ensuite vigoureusement avec neige fondue ou eau très froide ; puis le mettre dans un bain de 12 à 15°, dont on élèvera tout doucement la température jusqu'à 25°, en le frictionnant dans le bain jusqu'à ce qu'on sente revenir la chaleur et la rougeur de la peau : c'est la *réaction*. Alors, on met le malade dans un lit froid, on attend que vienne la transpiration, on chauffe ensuite tout doucement la chambre ; enfin on donne, peu à peu, du vin sucré tiède ou du cognac étendu d'eau.

Insolation. — On nomme insolation ou coup de soleil, l'inflammation produite subitement par une chaleur excessive, ordinairement la chaleur solaire sur une partie découverte du corps, le plus souvent la tête. Le malade est fiévreux, agité, tourmenté d'un violent mal de tête et du délire. Il faut immédiatement appliquer des sangsues derrière les oreilles, des compresses d'eau froide sur la tête ; puis envelopper le malade dans des couvertures bien chaudes pour le faire abondamment *transpirer ;* l'apparition de la sueur sera de bonne augure.

Syncope. — On nomme ainsi un malaise subit, constitué par la perte du sentiment et du mouvement avec suspension à peu près complète de la respiration et des battements du cœur, sueur froide et pâleur de la face ; c'est, enfin, un état de mort apparente. La syncope est un accident fréquent et on dit des gens qui l'éprouvent qu'ils se *trouvent mal ;* si cet état se prolonge il peut amener la mort.

La syncope se produit surtout chez les personnes nerveuses, impressionnables, faibles ou convalescentes, quand elles éprouvent un saisissement, une émotion subite, ou se trouvent dans une atmosphère étouffante, etc.

En face de cet accident, il faut vite donner le plus d'air possible, dégrafer les vêtements qui gênent la respiration, coucher le syncopé la tête basse, frictionner le visage avec de l'eau fraîche, et faire respirer du vinaigre aromatique ou de l'eau de Cologne, etc.

Noyés. — Beaucoup de noyés meurent parce qu'à la sortie de l'eau, ils n'ont pas immédiatement reçu, des personnes présentes, des soins intelligents. Voici ce qu'il faut faire : couper vite et enlever les vêtements, placer le noyé sur le ventre avec le rouleau de ses vêtements sous l'estomac et la poitrine, les bras arrondis et ramenés sous le front pour que l'air puisse arriver sur le visage. Puis deux ou trois fois et pendant quatre secondes chaque fois, presser de tout votre poids sur le dos du patient pour expulser l'eau de l'estomac et des poumons. Ensuite, tourner le corps rapidement sur le dos, la face en haut, le rouleau de vêtements sous les épaules, et la tête pendante. Alors, s'agenouiller de façon à avoir les hanches du patient entre vos genoux, vos coudes appuyés sur vos hanches ; dans cette position, de vos deux mains, empoigner le bas de la poitrine nue, serrer, en pressant graduellement de toute votre force sur la poitrine du sujet, pendant trois secondes, votre bouche s'approchant peu à peu de celle du noyé, tenue ouverte et dans laquelle vous soufflez. Ensuite, se rejeter brusquement en arrière, recommencer toutes les cinq minutes, pendant une heure et avec régularité, ces mouvements de soufflet de forge.

Si le sujet revient, le frotter à sec, l'envelopper chaudement, lui faire boire une infusion chaude, sucrée et alcoolisée et le laisser dormir (*Gazette des hôpitaux*, 1882). Cette pratique, très peu connue en France, est bien plus efficace que celle qui est en usage chez nous.

Asphyxiés. — On nomme asphyxie cet état de mort réelle ou apparente causé soit par la suspension de l'arrivée de l'air normal dans les poumons, soit par l'introduction dans le même appareil d'un gaz incapable de vivifier le sang.

L'asphyxie est produite : 1° par la strangulation, la pendaison. Dans ces cas d'asphyxie, il faut enlever le lien constricteur du cou, débarrasser la poitrine et pratiquer la respiration artificielle par les mêmes manœuvres que précédemment pour les noyés, en attendant l'arrivée du médecin.

2° *Chez les nouveau-nés.* Le sang des nouveau-nés et des jeunes enfants se coagule très lentement et longtemps après la mort; c'est pourquoi ils ont plus de chance que les adultes, dans les cas d'asphyxie, d'être ramenés à la vie. Le corps est nu et frictionné avec des flanelles trempées dans du vin ou du vinaigre; puis, on pratique la respiration artificielle comme nous avons dit pour les noyés. Enfin on le plonge dans un bain à 50°, où on le tient quelques minutes; ce moyen est nouveau, trop peu connu encore; Il a déjà donné, à lui seul, de fort beaux succès (*Gazette des hôpitaux* 1881).

ASPHYXIE

PAR INSPIRATION DE GAZ IMPROPRES A LA VIVIFICATION DU SANG, ACIDE CARBONIQUE, GAZ DES ÉGOUTS, DE L'ÉCLAIRAGE, DES FOSSES D'AISANCE.

L'acide carbonique existe normalement dans l'air, dans la proportion de 4 à 6 dix-millièmes; il provient de la respiration, des fermentations à la surface du sol, des exhalations dans les terrains calcaires, de la fabrication en grand de la chaux, des combustions si nombreuses, des éruptions volcaniques, etc. Mais on le rencontre en quantité bien plus considérable dans certaines excavations des terrains calcaires, dans les chambres à coucher où l'on garde des fleurs la nuit, et où l'on brûle du charbon sans ventilation suffisante., dans les caves pleines de tonneaux de vin, de bière ou de cidre, etc. en fermentation, dans les pièces mal ventilées où s'est tenue une nombreuse réunion. Dans toutes ces circonstances, on voit assez souvent des gens tomber en état d'asphyxie. Alors, il faut les porter immédiatement au grand air, les frictionner sur la poitrine, le ventre, partout, avec un morceau de flanelle imbibée d'eau-de-vie, placer, de temps en temps, sous le nez, de l'alcali volatil, étendu d'eau, chatouiller les narines avec une barbe de plume et comme pour les noyés (asphyxiés par submersion), pratiquer la manœuvre de la respiration artificielle.

Si l'asphyxie est due aux autres gaz indiqués plus haut, on agira absolument de même; il est inutile de rappeler que dans tous ces cas, on enverra chercher le médecin, car il ne s'agit ici que des premiers soins.

EMPOISONNEMENTS AIGUS LES PLUS FRÉQUENTS

Dans tous les cas d'empoisonnement par des alcalis ou des bases corrosives telles que la potasse, la soude, la chaux, l'ammoniaque, il faut donner à boire du vinaigre, étendu de deux tiers d'eau; puis une abondante décoction grasse quelconque (orge, lin, guimauve) et faire vomir en chatouillant la luette avec une barbe de plume.

S'il s'agit d'empoisonnement par des acides corrosifs, au contraire, tels que acides sulfurique, nitrique, chlorhydrique, il faut donner de l'eau de savon à boire, puis gorger le malade d'eau tiède pour faire vomir.

Empoisonnement par l'arsénic. — Si l'on se trouve en présence d'un empoisonnement par l'acide arsénieux, poudre blanche vulgairement nommée arsénic, il faut faire prendre au malade un mélange de limaille de fer, très fine, de rouille et de magnésie avec beaucoup d'eau tiède et chatouiller la luette pour faire vomir.

Empoisonnement par le vert-de-gris. — Cet empoisonnement, par le vert-de-gris ou tout autre sel de cuivre, n'est pas rare ; il se présente particulièrement lorsqu'à la cuisine on fait usage de casseroles de cuivre mal soignées ou détamées par places. Dans ces cas, en effet, il se forme ou bien du vert-de-gris sous l'action de l'acide carbonique de l'air, ou bien de l'acétate de cuivre par le vinaigre qui entre quelquefois dans la confection des aliments. Ces divers composés, mêlés même en petite quantité aux aliments, provoquent des empoisonnements redoutables. Il faut alors donner de l'eau tiède battue avec beaucoup de blancs d'œuf et de limaille de fer.

Empoisonnement par le phosphore.—Dans ce genre d'accident, donner au malade un mélange formé par parties égales de blanc d'œuf, d'huile d'olive et d'essence de térébenthine, le tout fortement battu ensemble ; puis faire vomir.

Empoisonnement par les stupéfiants et les narcotiques. — Opium, laudanum, morphine, tabac, belladone, jusquiame, ciguë, champignons. Dans tous ces cas d'empoisonnement, faire vomir le malade en chatouillant la luette et en donnant de l'eau tiède; puis tenir le malade constamment éveillé, en lui donnant souvent d'une forte infusion de café sans sucre.

Enfin dans les cas d'empoisonnement par les moules et autres coquillages, il faudra procéder de même et de plus ajouter de l'eau-de-vie ou du rhum.

VENINS ET VIRUS.

Il ne faut pas, comme on le fait trop souvent, confondre dans une même idée de choses semblables les venins et les virus, car ils sont très différents et n'ont réellement de commun que d'être les uns et les autres nuisibles à l'homme et à de nombreux animaux.

Venins. — Ce sont des liquides plus ou moins visqueux, produits de sécrétion normale comme la salive, par exemple, et fabriqués par un appareil glandulaire constituant, pour les animaux qui le possèdent, une arme offensive et défensive.

De même que toute la masse de la salive n'est pas active, c'est-à-dire ne possède pas tout entière la propriété d'agir sur les féculents, mais seulement sa partie importante nommée *diastase salivaire ;* de même, dans le venin, toute la masse n'est pas venimeuse, mais seulement une partie difficilement isolable, et pour cette raison peu connue encore si ce n'est pour le venin de la vipère où elle est nommée *vipérine* ou *échydnine*.

Introduits dans l'appareil digestif de l'homme et des animaux, les venins s'y transforment, s'y décomposent rapidement sous l'action des divers sucs de la digestion et deviennent, pour cette raison, *inertes ;* il ont *perdu leurs propriétés venimeuses ; ils sont inoffensifs*. La conséquence importante de ce fait, c'est que les venins, pénétrant par cette voie chez l'homme ou les animaux, ne causeront aucun mal, à la condition toutefois qu'avant leur décomposition ils ne se trouveront en contact dans la bouche, la gorge, etc. avec aucune plaie ou ulcération ; dans ces cas, ils seraient absorbés et empoisonneraient.

Lorsque les venins sont *inoculés*, c'est-à-dire directement introduits dans la circulation comme d'ailleurs la chose arrive chaque fois qu'un animal venimeux pique ou mord, il y a empoisonnement. Le venin détermine alors des troubles d'une gravité variable d'une part avec la quantité et l'espèce de venin inoculé et proportionnelle, d'autre part, avec l'âge et la vigueur de l'animal venimeux, la température du climat ou de la saison.

Les principaux animaux venimeux sont : la vipère, le trigonocéphale, le crotale ou serpent à sonnettes (reptiles), la guêpe, l'abeille et le frelon (diptères), le scorpion et la tarentule (arachnides).

Les reptiles à venin possèdent, de chaque côté de la mâchoire supérieure, un appareil composé d'une glande sécrétant le venin et terminée par un petit canal qui se continue dans l'intérieur d'un long crochet recourbé dur, mobile et aigu. Dans la morsure, les deux crochets s'enfoncent dans la peau de l'individu mordu et aussitôt chaque glande venimeuse comprimée par les muscles des mâchoires, chasse le venin antérieurement sécrété, filant le long des crochets creux pour tomber dans la plaie : c'est une véritable inoculation.

Les autres animaux venimeux que nous venons de nommer possèdent à l'extrémité de leur corps une sorte de dard creux, né d'une petite glande à venin et terminé par une extrémité effilée qu'ils plongent vivement dans la peau et par laquelle ils versent leur sécrétion venimeuse.

La morsure ou la piqûre de ces animaux venimeux n'est pas également dangereuse, comme chacun sait. La morsure du crotale et du trigonocéphale est rapidement mortelle, et les animaux tel que chien, chat, y succombent en quelques minutes.

Chez l'homme mordu par ces reptiles, on voit survenir bientôt un ensemble de troubles effrayants : la partie mordue se gonfle et se recouvre de taches violacées ; ces deux accidents s'étendent rapidement et le malade éprouve alors un grand frisson. Le venin est déjà répandu dans tout l'organisme ; il détermine une soif ardente, une extrême faiblesse et de fréquentes pertes de connaissances ou syncopes. De plus, la langue est tuméfiée, le corps inondé d'une sueur froide et visqueuse ; l'homme mordu tombe alors dans une prostration épouvantable et il meurt d'une heure à trois heures après la morsure inoculatrice.

La morsure de la vipère, toute grave qu'elle est, n'a pas chez nous cette redoutable influence et l'homme en guérit ordinairement.

La piqûre du scorpion, de la tarentule, du frelon, de la guêpe et de l'abeille, n'est pas mortelle pour l'homme ; il en guérit en effet toujours à part quelques exceptions très rares. Dans ces cas néanmoins, il surviendra un gonflement plus ou moins étendu, plus ou moins douloureux et parfois même de la fièvre, du délire, etc.

Traitement des piqûres et morsures venimeuses. Dans les cas de morsures de reptiles venimeux, et en France, nous n'avons à craindre que les vipères, il faut immédiatement fixer un lien au-dessus de la partie mordue, sucer ou faire sucer la plaie, si on a la bouche et les lèvres en excellent état ; fouler tout autour de la plaie pour la faire bien saigner, la laver avec de l'alcali étendu d'eau ou même cautériser franchement avec un fer rougi à blanc. On peut aussi agir, comme le font les charbonniers de la forêt de Fontainebleau, riche en vipères ; ils frottent une allumette et au moment où le phosphore brûle bien, ils appliquent le bout de l'allumette enflammée sur la partie mordue ou piquée, et l'y maintiennent un instant : le résultat est excellent. Puis, si le cas l'exige, donner des stimulants : vin généreux, café, et appliquer sur la plaie des cataplasmes émollients et de l'eau phéniquée.

VACCINATION ET REVACCINATION

On nomme variole ou petite vérole une affection épidémique et contagieuse, surtout caractérisée par l'apparition sur tout le corps, de boutons ou *pustules* à sommet déprimé, avec fièvre intense ; c'est la plus grave des fièvres éruptives.

La variole est née au centre de l'Asie ; elle a été apportée en Europe par les Sarrasins au VIIe siècle, s'est étendue peu à peu dans le midi de cette contrée, et les grands mouvements populaires des Croisades ont achevé de la répandre sur l'Europe entière ; à leur tour, les Européens l'ont portée au Nouveau-Monde.

La variole a été un des fléaux de l'humanité jusqu'à la découverte de l'immortel Jenner qui, au commencement de ce siècle, remarqua et fit savoir que la vaccine préserve de la variole.

Vaccine. — La vaccine, picote ou cow-pox, est une affection vésico-pustuleuse insignifiante, qui se développe spontanément en apparence et par contagion sur le pis des vaches.

Le liquide clair et citrin, contenu dans ces vésico-pustules, étant inoculé sur l'homme, c'est-à-dire introduit sous l'épiderme, développe une vaccine ou éruption semblable à celle d'où il provient. C'est le **vaccin**.

Vaccination. — On nomme précisément ainsi l'action d'introduire sous la peau ou d'inoculer le liquide des boutons ou vésico-pustules de la vaccine.

De l'avis des médecins les plus distingués, on peut vacciner à toute saison et les personnes de tout âge, depuis le nouveau-né de quelques jours, jusqu'au vieillard.

Pour pratiquer la vaccination, on prend de la main gauche la partie postérieure du bras à vacciner, de façon à tendre la peau de la partie antérieure ; puis la main droite armée d'une lancette ou même d'une aiguille recouverte du liquide vaccinal, l'introduit horizontalement sous l'épiderme, la retourne un peu pour l'essuyer en la retirant. On pratique ainsi deux ou trois points d'inoculation vaccinale à chaque bras.

Le vaccin est pris sur des pustules de huit jours pleins, soit sur le pis d'une génisse, soit sur le bras d'un enfant Au bout de huit jours, les différents points d'inoculation seront de même le siège d'autant de boutons ou vésico-pustules dont la sérosité sera elle aussi inoculable.

Revaccination. — L'inoculation de la vaccine met à l'abri de la variole pour un temps variable, indéfini pour quelques-uns, limité à dix ou douze ans pour le plus grand nombre. Alors, sa puissance préservatrice étant épuisée, on devient à nouveau susceptible de contracter la terrible variole. On agit donc prudemment en se faisant *revacciner* et cette précaution devient absolument indispensable s'il survient quelque épidémie variolique.

Virus. — Nous venons de voir que si on inocule sur l'homme une petite quantité du liquide des vésico-pustules de la vaccine, on reproduira la vaccine ; de même, si l'on inocule le liquide des vésico-pustules de la variole, on reproduit la variole. Lorsqu'on prend quelques gouttes du sang d'un mouton, qui vient de mourir du charbon, et qu'on l'inocule à deux, trois, dix moutons ; ils auront tous le charbon et en mourront ; le sang de ces animaux inoculé lui-même à d'autres mammifères produira chez chacun d'eux le charbon et la mort. Il en est de même de la rage ; un peu de la salive ou de la substance des centres nerveux d'un chien enragé, étant inoculée sur un autre chien ou sur l'homme, ces derniers animaux, eux aussi, auront la rage et comme le chien qui a fourni la substance inoculée, ils en mourront.

La vaccine, la variole, le charbon, la rage, etc., etc., sont des maladies *virulentes* et *contagieuses ;* virulentes, parce qu'elles possèdent chacune un principe particulier, capable de se développer sur un autre organisme offrant un terrain de culture favorable à sa multiplication en engendrant une affection semblable à celle d'où il provient; contagieuses, parce qu'elles peuvent, pour cette raison, s'étendre facilement d'un animal à l'autre. Or, cette faculté de se développer, de pulluler en produisant un état identique à celui d'où il est sorti, constitue le caractère essentiel d'un virus.

Tandis que les venins, emportés par la circulation, dans la profondeur de l'économie, arrivent au contact des éléments anatomiques des tissus où ils épuisent rapidement leur action, les virus, au contraire inoculés en très petite quantité sur un point du corps, s'y multiplient rapidement pour envahir peu à peu l'économie tout entière.

D'autre part, les animaux qui ont guéri d'une morsure venimeuse n'en restent pas moins exposés de nouveau aux dangers d'une nouvelle inoculation venimeuse ; au contraire, les virus qui n'ont pas tué les individus (hommes et bêtes) qu'ils ont infectés, les ont rendus *réfractaires* aux dangers d'une nouvelle inoculation ; ils les tiennent à l'abri de la contagion, ils leurs donnent enfin une véritable *immunité*. C'est pourquoi, avant la connaissance de la vaccine jennérienne, quelques médecins, pour préserver de la variole, inoculaient le virus des pustules de celle-ci parce qu'ils avaient remarqué que, contractée ainsi, la variole était d'ordinaire moins grave et préservait néanmoins pour l'avenir de cette même maladie. C'est pour la même raison qu'en général on n'a qu'une fois la fièvre typhoïde, la rougeole, la scarlatine, la fièvre jaune, etc., toutes maladies virulentes.

Les virus connus consistent en un liquide formé de deux parties, l'une liquide, sorte de sérosité inerte ou inoffensive, l'autre formée d'une multitude d'éléments ou petits êtres microscopiques et qu'on nomme d'une manière générale *microbes ;* c'est la partie affective ou virulente.

Les affections contagieuses sont probablement toutes de nature virulente.

Charbon. — Le charbon est une maladie virulente ou

parasitaire, contagieuse, très grave et particulière à la nombreuse classe des mammifères.

Le charbon est dû à un micro-organisme, être excessivement petit, doué, comme presque tous les virus d'une remarquable résistance organique (c'est-à-dire capable de résister à une foule de causes de destruction) et nommé *bactérie charbonneuse* ou mieux *bacillus anthracis*.

Introduit dans le corps soit avec les aliments, soit par inoculation, il s'y multiplie rapidement, envahit de proche en proche le sang, la lymphe, tous les tissus ; il occasionne ainsi l'altération du sang, « le grand excitateur des actions vitales (Collin) », qui devient poisseux et noir, d'où les troubles fonctionnels dont l'ensemble constitue la maladie charbonneuse, ordinairement mortelle chez l'homme.

Le charbon se présente sous trois formes :

1° *La pustule maligne ou bouton charbonneux ;* elle consiste en une plaque rouge qui noircit peu à peu au centre, s'entoure d'un cercle rouge et gonflé, devient douloureuse, amène le frisson et bientôt après tous les accidents du charbon généralisé.

2° *L'œdème charbonneux ;* c'est un gonflement mou, pâteux, s'étendant de proche en proche et s'accompagnant aussi du charbon généralisé.

Ces deux manifestations de l'infection charbonneuse se montrent l'une et l'autre sur les parties découvertes du corps, face, cou, mains ; toutes deux résultent de l'inoculation du virus charbonneux par la piqûre de mouches dites charbonneuses et qui vivent d'ordinaire sur les animaux dans les abattoirs, boucheries, etc.

3° Enfin la *fièvre charbonneuse*, très rare chez l'homme ; elle se manifeste d'emblée sans pustule ni œdème précurseur ; elle doit résulter de l'introduction du virus charbonneux dans les voies digestives.

Traitement. — Appliquer sur la pustule maligne ou l'œdème charbonneux, dès qu'on se doutera de leur nature, des cataplasmes de feuilles de noyer pilées avec lesquelles aussi on frottera la partie atteinte, cautériser profondément au fer rougi à blanc ; voilà ce qu'il faut faire en attendant le médecin.

Précautions à prendre en cas d'épidémie charbonneuse sur les animaux. Isoler les troupeaux indemnes, ne jamais les conduire de la saison dans les endroits où ont passé où ont vécu ou même pu les animaux malades.

Les cadavres des animaux morts du charbon sont infectés de bactéries charbonneuses ; aussi ils doivent être enfouis à une grande profondeur recouverts d'une couche de chaux vive et loin des habitations ou des endroits où vont paître les animaux sains. M. Pasteur, en effet, a établi que les vers de terre ou lombrics dans leurs déplacements incessants ramènent à la surface du sol la terre des couches profondes et, avec celle-ci, les détritus pleins de bactéries charbonneuses qui s'y trouvent mêlées et viennent ainsi se répandre sur les herbes que peuvent venir paître les moutons, les vaches ou les bœufs.

Atténuation des virus. — On nomme ainsi un *amoindrissement* dans la *malignité* des virus envers les organismes sur lesquels ils se développent,

Le virus vaccinal ou vaccin peut être considéré comme un virus variolique atténué. L'histoire de la fièvre typhoïde, maladie virulente, nous montre une succession d'épidémies les unes graves, qui enlèvent la plupart des malades, les autres, légères, dans lesquelles presque tous guérissent. Il est certain que les divers degrés de malignité de ces épidémies typhiques tiennent à des inégalités d'énergie destructive du même virus, inégalités dues probablement à des atténuations dont les causes nous échappent.

L'illustre Pasteur a découvert une méthode générale d'atténuation des virus connus : par des cultures successives dans des milieux appropriés, il diminue l'énergie ou la malignité d'un virus sans toutefois l'anéantir, c'est-à-dire sans détruire le principe virulent, parasitaire, microbien si l'on veut.

Ces virus, suffisamment atténués, provoquent des effets identiques à ceux des mêmes virus non atténués, mais beaucoup moindres quoique encore capables cependant de rendre les sujets réfractaires à une inoculation du virus non atténué, c'est-à-dire donner *l'immunité*. Donc ces virus suffisamment atténués constituent pour les animaux des vaccins préservatifs des maladies dont ils proviennent.

RAGE

La rage est une maladie virulente, se développant spontanément en apparence ou par contagion sur les animaux des genres chien et chat et par contagion seulement chez l'homme et tous les autres mammifères.

La rage est de nature parasitaire ; elle est due à un microbe localisé dans la salive et les centres nerveux.

L'évolution complète de la rage présente comme le charbon, la variole et toutes les maladies virulentes enfin, trois périodes :

1° La période d'incubation qui s'étend du moment de la morsure jusqu'aux manifestations bien confirmées de la rage. Sa durée varie avec les espèces animales et d'un individu à l'autre dans chaque espèce. Chez les chiens elle est de six à douze semaines et par exception beaucoup plus ;

2° Chez le chien la période d'état est ainsi constituée : l'animal a perdu sa gaîté ; il est devenu d'humeur sombre, ne mange pas, maigrit rapidement. Il est inquiet et, si on l'appelle, il n'obéit qu'avec lenteur. Puis un jour, la rage éclate : la physionomie du chien est terrible, ses yeux brillent d'un éclat effrayant, sa bouche est ouverte, rouge et écumante de salive. Attaché, il mord sa chaîne et les barreaux de sa niche ; en liberté, il se jette sur tout ce qui l'entoure et la vue de l'homme, des animaux et particulièrement celle de son semblable excite sa fureur au plus au point : il les attaque, les mord avec acharnement, avec rage enfin.

La vue de l'eau ordinairement ne lui cause aucune impression il s'en approche, cherche à boire, mais il ne peut avaler ni eau ni salive, parce qu'il a une constriction des muscles du pharynx ; alors, il lape l'eau, s'y plonge le museau, la mord avec fureur, car il a soif et ne peut boire ; *l'hydrophobie* (horreur de l'eau) *chez le chien est donc parfaitement imaginaire* (Proust, Bouley). D'ailleurs, quand elle existe, elle ne constitue qu'un symptôme très inconstant de la rage ; *on commet donc une grosse erreur quand on désigne la rage du nom d'hydrophobie.*

A cet accès de fureur succède de l'abattement : le chien va lentement, la queue pendante, la tête baissée entre les pattes, ou bien il se couche dans un fossé au coin d'un champ. Puis, tout à coup en proie aux hallucinations que provoque la terrible maladie, il s'élance de nouveau, furieux : c'est un nouvel accès qui sera aussi suivi d'abattement, et ainsi de suite jusqu'au moment où le train de derrière paralysé lui refuse tout service ; alors le chien, s'il n'a pas déjà reçu quelque coup mortel, s'accroupit dans un coin et meurt.

Chez l'homme, la période d'incubation dure en général de trois à six semaines ; ce n'est donc qu'après ce laps de temps que se montreront les symptômes de la rage.

Puis la période d'état ou rage confirmée commence : les morsures inoculatrices, qui avaient bien guéri, sont le siège de démangeaisons, et leurs cicatrices se gonflent et deviennent douloureuses ; enfin, le malade est agité, inquiet, toujours en mouvement ; il est devenu extrêmement impressionnable, le bruit, les objets brillants, le moindre contact, la vue de l'eau, tout l'irrite et provoque chez lui des secousses convulsives, pendant lesquelles sa figure exprime la terreur. Il éprouve à la gorge et à la poitrine un serrement, une angoisse pénible, la vue de l'eau l'irrite, le surexcite, il tremble à sa vue et ne pourrait l'avaler malgré ses efforts, *c'est le symptôme hydrophobie.* Le malade enragé crachotte constamment la salive qu'il ne peut avaler. Les crises de surexcitation sont suivies de calme pour recommencer un instant après, sans que le malade cherche à mordre ceux qui l'entourent.

Enfin, après une durée de vingt-quatre heures à trois ou quatre jours, le malade succombe à une véritable asphyxie par paralysie des muscles inspirateurs.

Telle est la rage, que l'on considérait autrefois comme une névrose et que l'on sait aujourd'hui être une affection due à des microbes que l'on trouve localisés non seulement dans la salive mais aussi particulièrement dans le bulbe. La présence de ces microbes dans cette partie des centres nerveux explique bien les troubles que l'on constate dans le cours de la rage.

TRAITEMENT DE LA RAGE

Il consiste pour l'homme en soins immédiats ou administrés au moment de la production des morsures et en soins consécutifs.

Soins immédiats. — Il faut immédiatement, s'il est possible, appliquer un lien constricteur au-dessus de la partie mordue, la laver et la faire saigner abondamment. Ensuite, on prend un fer de forme convenable, on le chauffe à blanc et on cautérise profondément la morsure.

Soins consécutifs. — Cette seconde partie du traitement, confiée à un médecin instruit, doit consister, d'après les notions les plus récentes sur la rage, en ceci : chaque jour, le matin faire marcher, courir le malade jusqu'à transpiration abondante, puis marcher encore, afin que celle-ci continue.

Donner après chaque course un repas très réparateur : vin généreux, alcool, viandes rôties, etc.

Cinq ou six heures après ce repas, par conséquent chaque soir, pratiquer une injection sous-cutanée de pilocarpine, qui fera très abondamment saliver et transpirer. Enfin donner, après, un second repas comme le premier. Faire ainsi pendant sept ou huit jours consécutifs.

Le but de ce traitement est de provoquer l'élimination ou la destruction du virus rabique en activant énergiquement le renouvellement de la masse des humeurs, sang et lymphe et des éléments anatomiques des tissus. Il est acquis aujourd'hui qu'il a plusieurs fois réussi.

Tout dernièrement un médecin portugais a préconisé

contre la rage un traitement *tout à l'ail* et dont il affirme avoir obtenu les plus remarquables résultats. Il consiste simplement en ceci : après avoir lavé et fait saigner abondamment les morsures, on les frotte avec de l'ail pilé et, chaque jour, pendant une quinzaine, donner beaucoup d'ail au malade dans tous ses aliments. L'ail est parasiticide, etc.

ÉPIDÉMIES, ENDÉMIES, CONTAGION

Épidémies. — Une maladie qui, comme la fièvre typhoïde, le croup, la coqueluche, frappe soudainement dans une localité un grand nombre d'individus constitue ce qu'on nomme une épidémie, et les maladies elles-mêmes doivent à cette circonstance d'être nommées *maladies épidémiques*.

Endémies. — Une maladie est dite endémique dans une localité quand elle y existe constamment ou y reparaît invariablement à des époques fixes.

Les maladies endémiques sont produites par certaines causes locales dépendant du sol, du climat, etc.

Le choléra est endémique dans certaines contrées de l'Inde, sur les bords du Gange, par exemple ; la fièvre intermittente ou palustre est endémique dans les marais de la campagne de Rome, etc. ; la fièvre jaune l'est sur les bords du Mississipi ; le goître est endémique dans certaines vallées des Alpes, etc.

Contagion. — On nomme contagieuses des maladies qui se transmettent directement ou indirectement d'un individu à l'autre. La contagion suppose l'existence d'un principe (virus, miasme ou parasite) susceptible d'être porté d'un organisme à l'autre. La gale est de nature parasitaire et contagieuse et aussi les différentes teignes ; la variole, la rougeole, la scarlatine, la fièvre typhoïde, la coqueluche, le croup, le choléra, la rage, le charbon, etc., sont éminemment contagieuses.

HYGIÈNE DES MALADIES ÉPIDÉMIQUES, ENDÉMIQUES ET CONTAGIEUSES

Pour ne pas nous répéter, nous dirons seulement ici que c'est surtout dans ces conditions qu'il faut bien remplir les prescriptions que l'on a vues dans les chapitres de l'hygiène individuelle et de l'hygiène publique.

Avoir de bons vêtements qui maintiennent le corps extérieurement dans une température constante, se bien nourrir, autant qu'il est possible, vivre au grand air, avoir un logement bien propre, bien aéré, ne faire aucun excès, de temps en temps, prendre des bains savonneux et enfin se bien convaincre que, dans de pareilles conditions d'hygiène individuelle, on est à peu près à l'abri du fléau.

De plus, si l'on va soigner des malades atteints d'affections épidémiques ou contagieuses, ne point les visiter à jeun, tenir leurs chambres comme il est dit plus haut, éloigner tout ce qui a servi au malade, porter au loin et enfouir avec un peu de chaux les déjections des malades. Désinfecter de temps en temps l'appartement avec une solution d'acide phénique, de chlorure de chaux, etc.

Si l'on vient habiter un pays très différent de celui qu'on a quitté, il faudra bien régler son alimentation pour s'habituer peu à peu à celle du pays nouveau.

Dans les villes, bourgs, etc., en temps d'épidémie, les autorités doivent accomplir dans tous leurs détails les prescriptions d'hygiène publique concernant la voirie, les égouts, les rues, les logements insalubres ; détruire les germes d'infection si on peut les atteindre, enfin désinfecter les logements où s'est montrée l'épidémie.

Dans les ports de mer, tout navire de guerre ou de commerce qui revient d'un pays infesté par le choléra, la peste, la fièvre jaune, le typhus des camps, est soumis à une séquestration ou isolement des hommes et des choses du navire pendant un laps de temps variable et qu'on nomme *quarantaine*.

C'est alors que l'administration sanitaire des ports s'assure, par la patente de santé que possède tout navire à son arrivée, de l'état sanitaire du pays de départ, de celui du navire au moment où il est parti, et, par elle-même, enfin de l'état sanitaire actuel.

FIN

TABLE

PREMIÈRE PARTIE

DEUXIÈME PARTIE

Châteauroux. — Typ. et Stéréotyp. A. Majesté.

www.ingramcontent.com/pod-product-compliance
Ingram Content Group UK Ltd.
Pitfield, Milton Keynes, MK11 3LW, UK
UKHW020116200726
13856UKWH00002B/580